C

M.P.Boidin

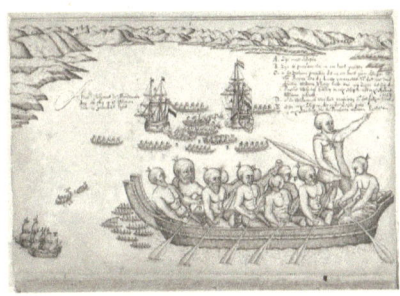

Boekomslag: uit het scheepsjournaal

van Abel Tasman (1603 1659)

Nationaal Archief

C

M.P.Boidin

2015 POD editie via LuLu.com

Grafische bewerking MPB

ISBN nr 978-1-326-23344-0

LuLu project 16555921

Trefwoorden:

ontdekkingsreizen, scheurbuik, vloek van de zee

ascorbinezuur, vitamine C, cytochromen

biochemie, toxiciteit, imidazol, Etomidate

navigare necesse est,

vivere non est necesse

"Pompeus maakte zich in 56 B.C. op om naar huis terug te keren.

Toen een storm opstak vanuit zee weigerden zijn kapiteins

zeilen te zetten en uit te varen.

Hij echter voerde hen aan en hief als eerste het anker en riep hen toe:

"We moeten niet leven, maar we moeten wel zeilen"

Mogelijk naar een vertaling van Plutarchus

door Antonius Tudertinus' te Venetië, ong. 1478

NB

Ik ben medicus, dus geen historicus. Toch heb ik een groot verlangen te weten hoe dingen vanaf het begin in elkaar grijpen. Mijn promotie onderzoeken in 1985 betroffen mede het vitamine C, daardoor wilde ik ook meer weten over de geschiedenis van deze interessante stof. Daarom dit boekje over vitamine C, het beschrijft het verleden, het heden en de toekomst van ascorbinezuur.

Breda, 20 augustus 2015

Voorwoord 'C'

Als anesthesioloog stuitte ik welhaast bij toeval op ascorbinezuur omdat een geneesmiddel dat wij in de tachtiger jaren gebruikten een bijzondere bijwerking vertoonde. Etomidate, toen ons favoriete slaapmiddel, veroorzaakte een ontregeling van de bijnieren welke direct verholpen kon worden door het toedienen van vitamine C. Het bestuderen van bijwerkingen van geneesmiddelen is een moeizame en weinig populaire bezigheid. De farmaceutische industrie zit daar niet op te wachten. Behalve als er een concurrent kan worden benadeeld; dan is men soms bereidwillig om iemand ruimte te geven voor een dergelijk onderzoek.

Als kind al had ik interesse in oude schepen en het volgen van de ontwikkeling van de zeevaart is voor mij altijd een grote bron van vreugde geweest. Oude verhalen over ontdekkingsreizen spreken daarbij wel bijzonder tot de verbeelding. De ontwikkeling van scheepstypes, ontdekkingsreizen en scheurbuik leverde zo een interessante combinatie op met het bovenstaande promotie onderwerp. Voor de historische gegevens over het vitamine heb ik dankbaar gebruik gemaakt van het boekje van Kenneth J. Carpenter die in 1986 op een nette wetenschappelijke manier de vele artikelen over vitamine C bij elkaar heeft gebracht.

Carpenter publiceerde *zijn* boek, op het moment dat ik *mijn* vitamine C studies moest afsluiten in 1985. Als perifeer arts had ik immers niet de beschikking over een dier-laboratorium. Hoewel ik wist dat het werk niet klaar was, want het zuiver wetenschappelijke bewijs voor mijn theorie was niet geleverd, vond ik toen toch dat alle moeite niet voor niets was geweest. Naast de belangrijke studies met betrekking tot de toxiciteit van imidazolen en de genezing van deze vergiftiging door vitamine C heb ik het gevoel dat ik daadwerkelijk heb kunnen bijgedragen aan de ontwikkeling van een hypothese over de cellulaire biochemie van ascorbinezuur in de bijnier en in andere organen. Daarover wil ik u graag vertellen in dit werkje over vitamine C.

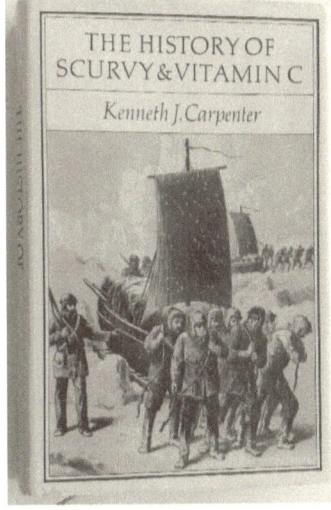

Figuur 1. Carpenter, K.J. 'The History of Scurvy and Vitamin C'. 1986.

Cambridge University press.

Dit is een zeer compleet overzicht van alle literatuur over vitamine C. Het boek bevat net name veel historische data en loopt door tot 1986. De auteur geeft maar liefst drieëntwintig bladzijden met referenties.

Hoewel deskundigen op het gebied van voeding en vitamine C lijken te weten waar ze over praten - veel is goed, nog meer is beter- zijn er slechts weinigen die over voldoende kennis beschikken om zinvolle dingen te zeggen over deze bijzondere stof die we allemaal zo dringend nodig hebben. De historie, de zin- en onzin over vitamine C en de toekomst van het onderzoek naar deze stof worden in dit boekje besproken.

Veel leesplezier.

M.P.Boidin

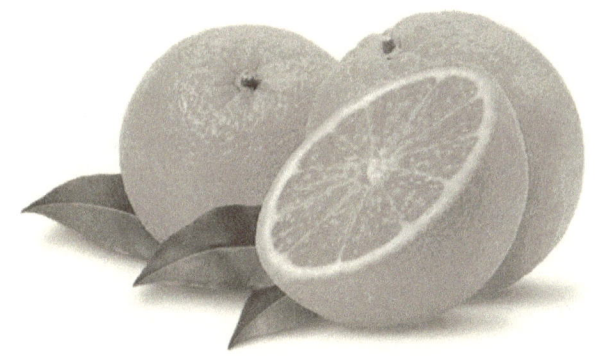

Ondersteunen het immuunsysteem
Verminderen de duur van ziekten
Vormen een krachtige antioxidant

Figuur 2. Vitamine C 'het' middel tegen scheurbuik

----oOo----

Tabel 1. De kosten van vitamine C in tabletvorm

60 tabletten	500 mg	11,95€	= 20 ct / tab
50 tabletten	500 mg	4,98€	= 10 ct / tab
1200 tabletten	500 mg	24,00€	= 2 ct / tab
90 tabletten	1000 mg	6,00€	= 7 ct / tab
100 tabletten	1000 mg	19,50€	= 20 ct / tab

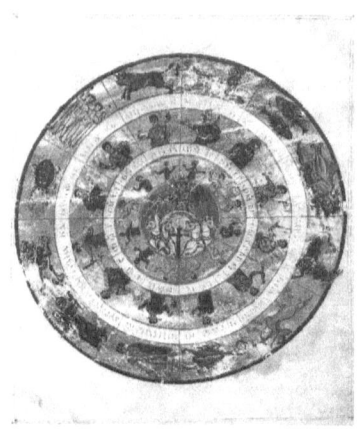

Figuur 3. Een Byzantijnse transcriptie van de kaart van het heelal door Ptolemaeus het navigatiemiddel van de late middeleeuwen. Het kompas kwam pas in de vrijftiende eeuw in zwang.

Tijdens de renaissance werd opnieuw vastgesteld dat de aarde rond was en een omtrek had van 40.000 km. Één boog-graad is dan 110.7 kilometer ofwel 69 nautische mijl. Door met een peilstok (sextant) de hoogte van de zon te bepalen kon men het zuiden exact bepalen en de lokale tijd op twaalf uur zetten. Door het meten van de hoogte van de Poolster kon men de Noorder breedtegraad vaststellen, op het zuidelik halfrond gebruikt men daarvoor het Zuiderkruis.

Na de uitvinding van het (dubbel)uurwerk kon men ook nog de exacte lengte-graad vaststellen. Door de tijd te meten wanneer de zon op haar hoogste punt stonden die af te zetten tegen de tijd op de nul meridiaan. Een uur tijdsverschil op aarde is gelijk aan 15 boog-graden of 1035 mijl op de evenaar. Bij de eerste expedities deed men lengtebepaling puur op de gis, namelijk door de gevaren afstand te schatten, niet erg nauwkeurig dus.

Door het kompas kon men vanaf 1410 over langere periode dezelfde koers houden. Daarvóór paste men veelal windnavigatie toe of bij mist navigatie door loden. Voor echt lange reizen was men in het begin eigenlijk allen op kustnavigatie aangewezen.

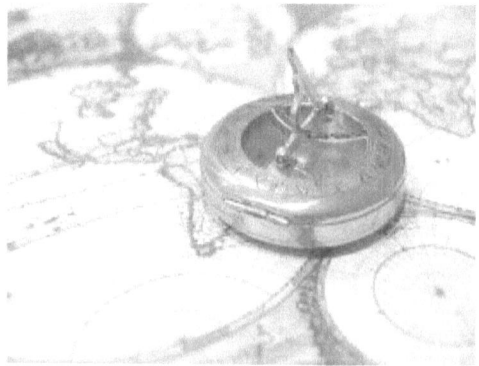

INLEIDING

Aan het eind van de middeleeuwen ontwikkelde zich het vrije denken en begonnen de contouren van de renaissance zichtbaar te worden in Europa. Het dogmatische keurslijf van de maatschappij zat kennelijk te strak voor de mens van de vijftiende eeuw. Men wilde meer, men wilde mooier en men wilde verder weg. Sommige van de kruisridders waren heelhuids teruggekeerd uit het Nabije-Oosten waar ze grote handelssteden hadden bezocht. Zij bezochten Byzantium, waren in de Libanon en in Alexandrië, zij hadden daar kennis gemaakt met zijde, ivoor, kruiden. Zij hadden daar gevochten tegen nieuwe wapens, exotische keukens geproefd, zij hadden van vreemde borden gegeten en andere smaken ontwikkeld. Zij hadden schitterende gewaden gezien, prachtige gouden en zilveren sieraden, bijzondere meubels, bewerkt porselein uit China en India. Vol emotie hadden zij de pracht van de Oriënt in hun hart gesloten; dat wilden ze thuis ook!

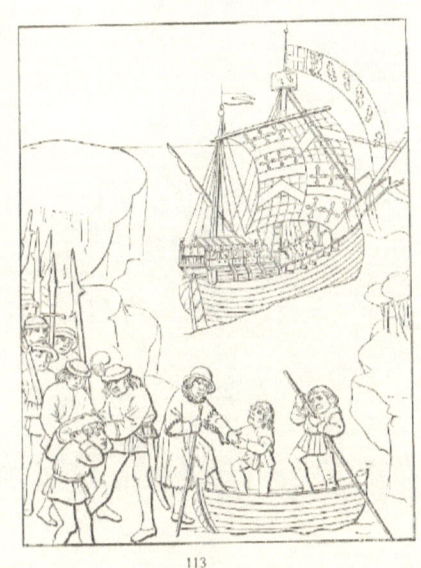

Figuur 4. Met deze primitieve scheepjes ging men over de oceanen. Met walnavigatie, bleef men zo dicht mogelijk onder de kust. Men dreef handel met Afrika, maar men kon de Indische Oceaan zo nog niet bereiken.

De arts Copernicus beschreef in 1467 het heliocentrische principe van de aarde ten opzichte van de zon. Hij zei in navolging van Ptolemaeus dat de aarde rond was, en dat de aarde draaide, in een dag om zijn as en in een jaar om de zon. Zo was de nacht niet langer het domein van de duivel, maar haar bestaan had een natuurkundige verklaring. Toen Galilei (1564-1642) dat driekwart eeuw later bevestigde, wist men wel zeker dat de aarde rond was. Dat begrip bracht veranderingen met zich mee, want in dat geval kon men de aarde rondzeilen, langs de ene kant vertrekken en langs de andere kant terugkeren.

Marco Polo (1254-1324) kwam na zijn succesvolle handelsmissie terug uit het Verre-Oosten. Hij bevestigde dat daar een enorm land lag om te ontdekken.

Koningen, de adel, bestuurders, reders en banken wilden nu ook over de oceanen varen op zoek naar 'India'. Schepen konden een veel grotere lading bergen dan de karavanen met kamelen. Daardoor konden de winsten optimaliseren. Sommige ontdekkingsreizigers konden niet wachten op de ontwikkeling van de wetenschap en reisden gewoon af. Vanuit Portugal, vanuit Genua, maar ook vanuit Engeland werden steeds vaker expedities gestart.

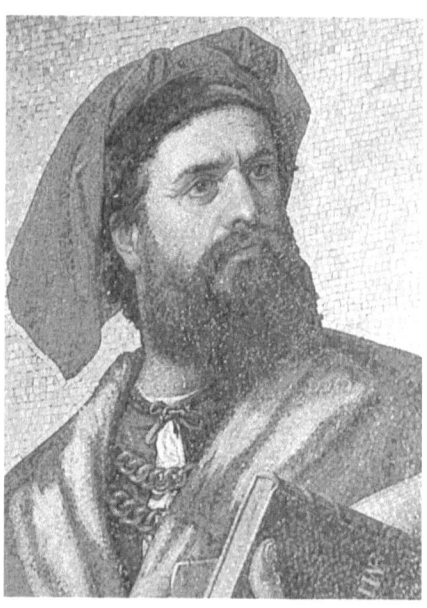

Figuur 5. Marco Polo

Mathematici als Mercator (1512-1594) deelden de aardbol toen al in gelijke segmenten. De kapiteins konden de elevatie van zon en van de poolster bepalen, samen met de gelogde afstand vanuit Gibraltar of Portugal konden ze schatten waar ze zich op aarde bevonden. Met behulp van het kompas en de nog primitieve kaarten konden latere expedities, op gegist bestek, de oceaan oversteken.

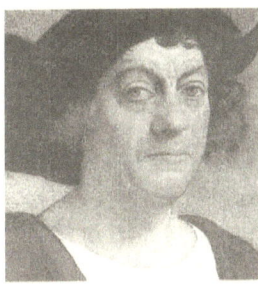

Figuur 6. Christophoro Columbo

Columbus zeilde naar 'de West' in 1492, maar het zogenaamde India dat hij had gevonden, was niet wat men op het oog had.

Steeds meer expeditieleiders probeerden ergens draagvlak te vinden onder de financiers. Ook toen al werden door middel van crowd-funding aandelen verkocht in een toekomstige reis. Van dat geld liet men dan een of meerdere schepen bouwen die werden uitgerust om 'met de zon mee' of 'tegen de zon in' naar India te gaan zoeken.

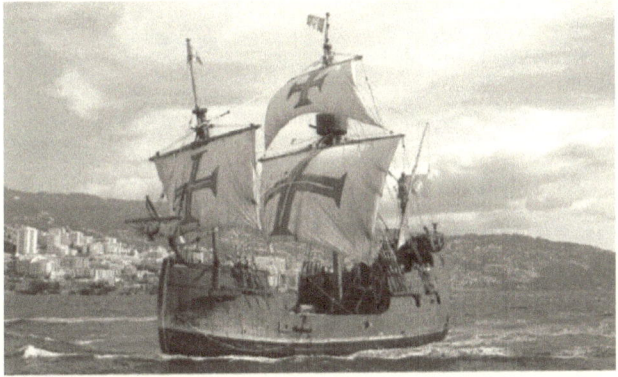

Figuur 7. replica van de Santa Maria van Columbus

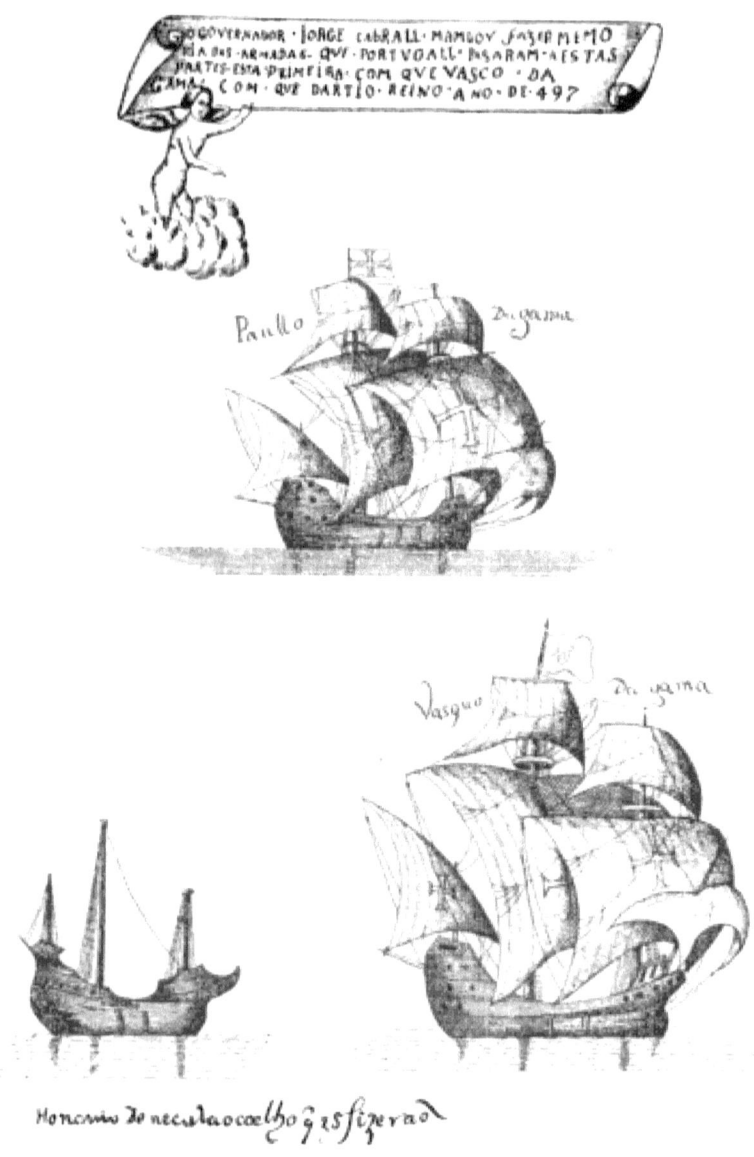

Figuur 8. De Portugese adel liet twee Kraken (187 ton) en een kleinere Karveel (50 ton) bouwen om Vasco da Gama naar India te laten varen.

Kunt u zich enigszins voorstellen hoe zo'n zeereis eruit zag ? Dan moet u zich, om te beginnen, indenken dat de schepen waarmee zeereizen werden gemaakt, stonden te rotten op de wal. Hout conserveren kende men nauwelijks. Een schip ging gemiddeld drie of vier jaar mee dus stond er een enorme tijdsdruk op langdurige reizen. De omstandigheden aan boord waren daarbij voor onze begrippen buitengewoon primitief, eten en drinken was ronduit smerig. Respect was er alleen voor officieren want die zorgden voor lijfstraffen die hun weerga niet kenden. Daarbij werden de afgelegde afstanden allengs groter en de tijd dat zeelieden aan boord zaten nam toe. Het leven aan boord was ongenadig hard en een mensenleven aan boord van die scheepjes telde nauwelijks.

Het motto was:

'NAVIGARE NECESSE EST' - 'ER MOEST GEVAREN WORDEN'

Varen: daar betaalde de admiraliteit voor. De Nederlandse VOC stond schepelingen in het begin niet eens toe om aan land te gaan, laat staan om te recreëren met sinaasappelen. Mijlen maken, dat was het belangrijkste voor de Hoge Heren. Terugkomen met specerijen of andere exotische producten, dat leverde geld op. Rendement was het enige dat telde. Hoe ze dat flikten maakte niet uit. Kaapvaart, roverij, en piraterij waren in die tijd normaal.

Het was echter nog buitengewoon lastig om alleen op zeil rond Afrika te varen. Op het noordelijke halfrond heersen er cyclonen en op het zuidelijke halfrond anti-cyclonen met ertussenin de 'Doldrums'. De Portugezen waren de eersten die bij Siera Leone op de cyclonen westwaarts de Atlantische oceaan over voeren tot ze voor de kust van Brazilië in de westenwind van de anti-cyclonen terechtkwamen. De schepen voeren zo in 93 dagen ongeveer 6.000 mijl over open zee, gemiddeld 2.5 knoop per uur. Op die manier is Bartolomeo Diaz er als eerste in geslaagd 'Kaap de Goede Hoop' te 'ronden' in 1487. Anderen volgden in zijn keilzog. Omdat men dor de handel met de Arabieren de Rode Zee en de oostkust van Afrika kende, wist men in Portugal dat de zeeroute naar India open lag. Vasco Da Gama ging een jaar later in de 'Sint Helena baai' voor het eerst aan wal. Hij viel daarbij terug op een oude gewoonte en liet eerst de lokale kano's en scheepjes tot vlak bij zijn schepen komen. Dan gijzelde hij een aantal inboorlingen en stuurde dan een bootje terug om zijn eisen te dicteren. Hij 'kocht' dan vers fruit met spiegeltjes, kralen en belletjes, maar soms ook werd hij gewoon weggejaagd. Na vele omzwervingen maakte Vasco da Gama een jaar later inderdaad contact met India en keerde met een sterk gereduceerde bemanning terug in Lissabon.

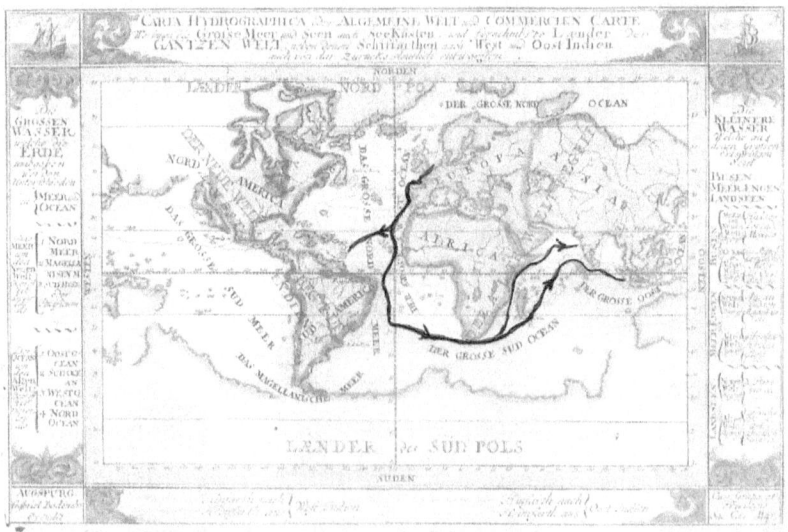

Figuur 9. Naar de "Oost". Vanwege de wind eerst de Atlantische oceaan over naar Brazilië. Daar wachten op de westenwind om dan langs "Kaap de Goede Hoop de Indische Oceaan te bezeilen.

Tijdens de tweede reis in 1502 rapporteerde Vasco da Gama in zijn logboek: 'wij enterden een dhow die uit Mekka kwam, aan boord waren 380 mensen, mannen vrouwen en kinderen. We pakten hen meer dan 12.000 dukaten af en ook nog goederen ter waarde van meer dan 10.000 dukaten. Met buskruit staken we het schip met man en muis in brand op de eerste dag van oktober'.

Door de goede zeil eigenschappen duurde het reizen per Caravelle (karvelen) korter en dat was dan ook het de meest gebruikte schip voor expedities. Het waren kleine schepen (20 meter) maar snelle zeilers die voor die tijd al hoog aan de wind konden zeilen. Het had twee of drie Latijnse zeilen achter elkaar waarmee ze een maximale hoogte van 55 graden tegen de wind in konden varen. Een Caravelle (karveel) had ruimte voor een bemanning van ruim twintig zeelieden met de daarbij behorende voorraden. Het scheepje was vijftig ton met een lengte van 70 voet (een-en-twintig meter) en breed vijf-en-twintig voet (8,5 meter). De nieuwere schepen, Cracas (Kraken vanaf 1440) waren langer, zwaarder en hoger, en konden daardoor een veel meer last meenemen, maar ze waren ook plomper en lastig te zeilen. Een dwars getuigd schip zoals Kraak kon slechts 67 graden tegen de wind in varen.

Op die schepen had de bemanning het zwaar te verduren. Ze deelden met zijn allen een te kleine ruimte, en de dagen waren eentonig. Het zeilen was levensgevaarlijk, ze moesten in opdracht van de officieren voor van alles de mast in, ook bij slecht weer. Ze moesten eten wat de pot schafte. Daardoor braken er ziektes uit, sommige schepen ontvolkten bijkans, en het spookschip de 'Flying Dutchman' was het schrikbeeld voor iedere zeeman. De meest gevreesde ziekte, was zeker de afwijking die onder matrozen *scheurbuik* werd genoemd. Er is weleens geschat dat aan *'de vloek van de zee'* meer dan twee miljoen schepelingen stierven tussen 1500 en 1800.

Ook de schepen kregen er behoorlijk van langs. Ongeveer een derde van de schepen 'bleef' onderweg. Die werden verlaten of zonken, maar dat vond men toen heel normaal. Na een grote reis van drie jaar naar 'De Oost' ging een schip soms nog even mee in de kustvaart om naar Scandinavië te varen of op de Noordzee, totdat ze echt niet langer opgekalefaterd kon worden. Dan werd alles van waarde eraf gehaald en wat nog mee kon werd opnieuw gebruikt voor een volgend schip op een volgende expeditie.

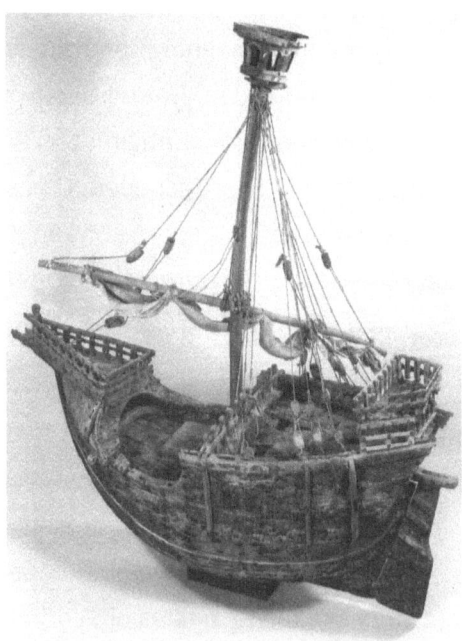

Figuur 10. Een replica van een Portugees karveel. Deze scheepjes konden al bijna 'aan de wind' zeilen.

SCHEURBUIK IN RELATIE TOT VOEDING

Scheurbuik gaat gepaard met de volgende symptomen:

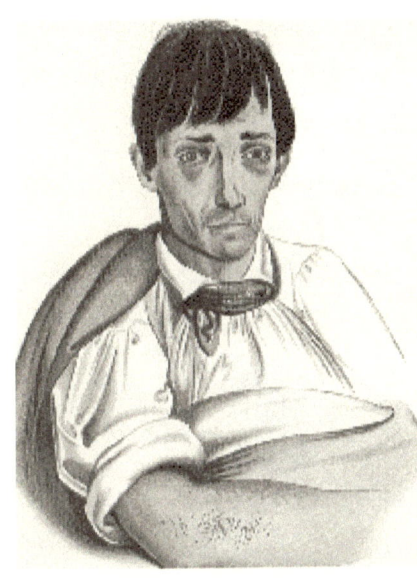

Na meer dan twee maanden aan boord, worden eerst de matrozen moe, depressief en lethargisch. Dat wil zeggen ze zijn niet meer vooruit te branden.

Aanstellerij roepen de officieren, luiheid, werkweigering, de zweep erover!

Na nog eens zes weken krijgen de matrozen pijn in hun benen.

Van het nietsdoen zeker, nog een flink aantal tikken met de zweep.

Figuur 11. Een typisch geval van Scheurbuik

Na twintig weken treden er puntbloedingen op, vooral op de benen en de billen.

Dat ontlokte de leiding dan weer de opmerking:

'ja dat komt ervan als je de hele dag niet van je luie kont afkomt'!

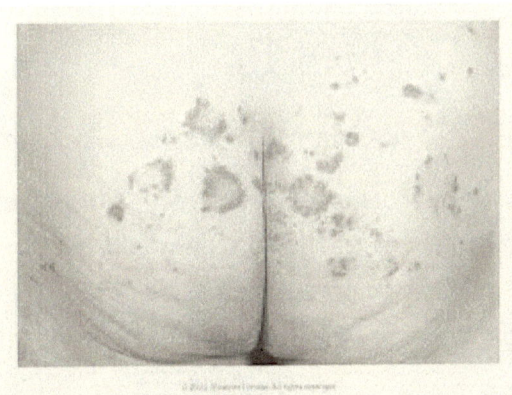

Figuur 12. puntbloedingen bij scheurbuik

Allengs ontwikkelen zich striemen (vgl. zwangerschapsstrepen) over de hele buik. Na ongeveer 24 weken barsten die striemen open en worden de kloven zo groot dat je er een hele vinger in kunt leggen. Dan heb je pas echt scheurbuik ofwel scorbut in het potjeslatijn. Het tandvlees is ondertussen zo gezwollen dat je de tanden, die tegen die tijd los gaan staan, bijna niet meer kunt zien.

Bijkomende ontstekingen genezen nog amper. Er treden symptomen op die niets met de eigenlijke scheurbuik te maken hebben; een vergrote milt, nachtblindheid, dikke benen, hartfalen en leverziektes.

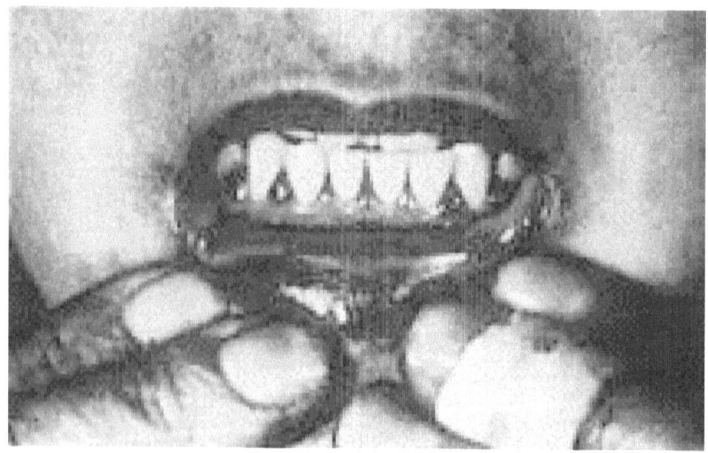

Figuur 13. Tandvlees woekering en bloedingen

Was men eenmaal zo ver heen, dan ging een deel van de bemanning meestal ook dood aan scheurbuik, *behalve* als men ergens, vaak op het laatste moment, nog verse groenten en fruit kon bemachtigen. In dat geval was de ziekte in 10 dagen vrijwel geheel verdween.

Zeelieden vertelden het succesverhaal van het eten van verse groente en fruit aan elkaar door, maar de admiraliteit hield die informatie voor zich, want dat viel misschien wel onder het bedrijfsgeheim. De concurrentie en/of de vijand luisterde waarschijnlijk mee, dus was het aan de Hoge Heren om verstandig met maritieme informatie om te gaan. Als de kennis over het genezen van ziektes aan boord bij anderen terecht zou komen dan kon hun positie wel eens worden aangetast. Het is niet denkbeeldig dat er, in die tijd al, ook opzettelijk valse informatie werd verspreid en doorgegeven.

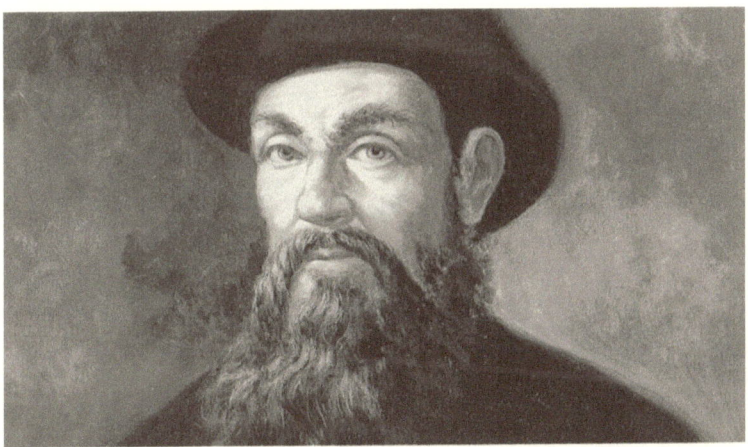

Figuur 14. Fernando de Magalhaes 1480 – 1521 (Magellaan)

Gelukkig voor ons is er veel bekend over de oude zeereizen omdat op schepen nauwkeurig logboeken werden bijgehouden. Expedities werden vaak heel degelijk en ook levendig beschreven. Van Magellaan weten we bijvoorbeeld dat hij vertrok met vijf kraken met 150 man per schip aan boord. In de zomer van 1519 voer hij naar 'de West'. Hij zeilde de Oceaan over in vijftien weken. Het viel nogal mee, op zijn boot werden slechts twintig man ziek. De expeditieleider vervolgde zijn reis naar het zuiden langs Brazilië, en voer door straat Magellaan naar de Stille Oceaan. Toen waren er, alleen bij hem aan boord, al negentien doden en waren er ook nog dertig ziek. Bij Guam had men zoveel zieken dat de kapiteins, in verband met te vrezen muiterij, met een kleine groep van boord gingen om daar sinaasappelen in te kopen. Na tien dagen waren de matrozen zo goed opgeknapt dat ze verder konden varen. Dit patroon herhaalde zich een aantal keren, maar met steeds minder schepen, officieren en matrozen. Schepen werden uiteindelijk verlaten omdat er onvoldoende bemanning was. Een aantal matrozen kreeg wel vier keer scheurbuik.

Uiteindelijk kwam Magellaan slechts met één schip en ongeveer honderd matrozen terug in Engeland. De lading was zo extreem waardevol dat de expeditie een groot succes werd genoemd en in het grote boek der ontdekkingsreizen werd bijgeschreven. Vanwege de grote winst werd onmiddellijk een nieuwe expeditie uitgerust.

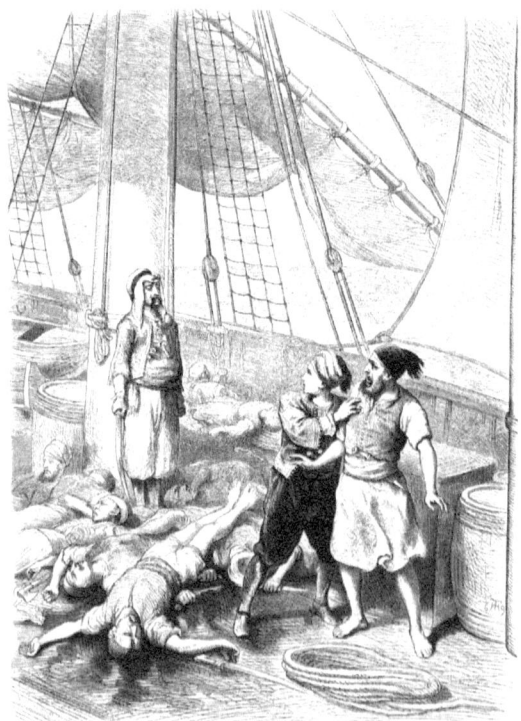

Figuur 15. Eindeloos veel doden door scheurbuik

Met de beperkte kennis van toen werd geprobeerd om de schepen van de Engelse Navy met het sap van citroenen uit te rusten. Soms werkte dat, soms werkte dat ook niet. Men had geen idee dat de kracht uit het vruchtensap ging als het extract werd gekookt in koperen ketels van de Navy. Ook is er één geval bekend dat de bemanning per toeval door inboorlingen werd gered. De indianen van Noord Amerika behandelden deze ziekte met bladeren van de 'Arbor Vitae'. Dus toen in 1534 de schepen van Jacques Cartier, vastvroren in het ijs van de 'Grote Meren' van Noord-Amerika werden de tweehonderdvijftig schepelingen met het extract uit die boom gered. Zo kwamen bijna alle matrozen de winter door, het dodental was niet hoger dan 8.

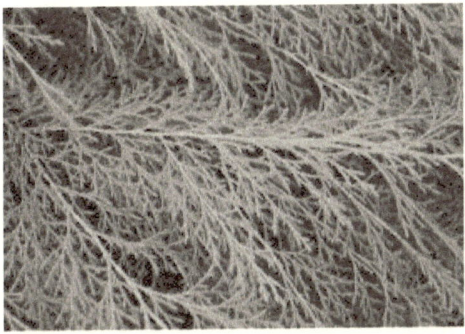

Figuur 16. de bladeren van de Arbor Vitae werken tegen scheurbuik. De boom is familie van de conifeer

De admiraliteit ontkende deze gebeurtenis glashard en vond het onwetenschappelijk om over dergelijke incidenten te discussiëren. Men dacht in die tijd steevast dat scheurbuik door de slechte lucht aan boord van schepen en door melancholie werd veroorzaakt. De toenmalige wetenschappers dachten dat het een soort infectie was van de lever en de milt samen.

In Spanje en Portugal noemde men de grote tandvleeszwelling Amalati de Bocha waarbij vitriool (zwavelzuur in alcohol), azijn en mosterd de beste middelen tegen waren tegen die ziekte. Een Franse zeevaart deskundige zei eens dat alles wat lekker was, beschermde tegen de Amalati: vrouwen (als eerste); wijn als tweede; goed eten als derde; en frisse lucht als vierde.

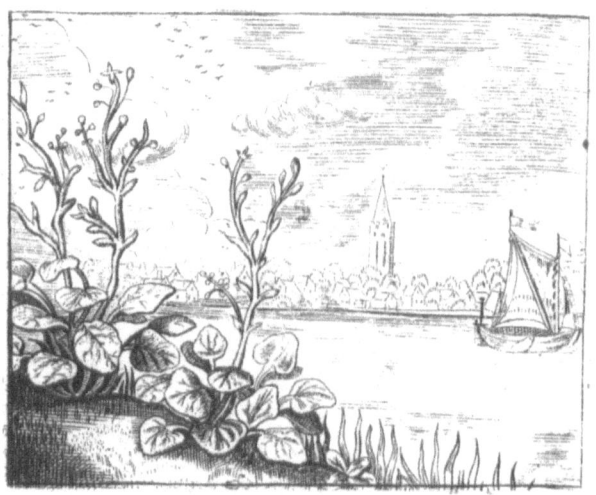

Figuur 17. Lepelkruid met op de achtergrond de stad Dord

Van Beverwijck, scheepsarts uit Dordrecht, wijt het voorkomen van Blauw-schuyt (waarmee hij scheurbuik aanduidde) aan *'vochtigheyt, koude, brackigheyt ende onsuyverheit'*. Interessant is wel dat van Beverwijck behalve bovenstaande oorzaken, die wij nu als onzin zouden afdoen, goed wist dat er een plantje, dat bekend was onder de naam 'lepelblad' veel geneeskracht had tegen deze ziekte. Zijn tekst wordt zelfs geïllustreerd met een gravure met op de voorgrond een stukje grond met daarop afgebeeld lepelblad.

Terwijl wij thans meer en meer denken in oorzaak en gevolg, dacht men vroeger holistisch over de mens en haar bezoekingen. In de ogen van de middeleeuwer was, sinds de schepping van de wereld door de Heer, het menselijk ras gaan degenereren. De oude Grieken waren in die denkwereld veel slimmer dan geleerden uit de zestiende eeuw. Die geleerden vonden de oudste beschrijving van scheurbuik bij Strabo (63 BC). Die ziekte kwam in het verhaal van die Romeinse dichter voor toen het Romeinse leger in Egypte werd misleid en in de woestijn verdwaalde. Daarna schreef ook Plinius er over in 60 AD: Na een verblijf van twee jaar in delen van Germania, langs 'De Oceanus' (Het Kanaal), leden sommige Romeinse soldaten aan scheurbuik (stomacace). De Frisii, die hun toen goed gezind waren, wezen de soldaten op een plant (vibones) met lange enigszins roodachtig getinte bladeren. Het eten van die plant kon de verschijnselen aan de mond subiet laten verdwijnen.

Aan het eind van de middeleeuwen dacht men, in navolging van de klassieken, dat verschijnselen in de natuur verklaarbaar waren uit de toestand van lucht, aarde, vuur en water, later aangevuld met zuur en base. Historisch werd de 'wetenschappelijke' geneeskunde uitgeoefend door 'Doctores Medicinae'. Dat waren weliswaar academisch opgeleide artsen, maar louter theoretici. Zij deden niets anders dan praten, pols voelen, pis kijken en claimen dat zij de enige deskundigen waren. Zij waren ook de enigen die een diagnose mochten stellen, en zij hadden het monopolie voor wat betreft het voorschrijven. Hun therapie kon van alles zijn, onderdompelingen, zitbaden, aderlaten en pillen of druppeltjes, vaak ook dingen die zij zelf als heilzaam verkochten. Als er ingrepen nodig waren, was dat een zaak voor de chirurgijn.

In de navolgende tabellen wordt schematisch het denken van de laat middeleeuwse 'doctores' weergegeven. Het is geen wonder dat men met dergelijke opvattingen en redeneringen de alom gevreesde scheurbuik niet kon doorgronden.

Tabel 1.

LUCHT / ADEMHALING

↑

WATER / BASE / KOUD / NAT ← → VUUR / ZUUR / HEET / DROOG

↓

AARDE / VOEDING

Voor de geneeskunde werkten bovenstaande factoren uit op bloed, lymfe, gele en zwarte gal. Met dit beperkte schema meenden de 'doctores' iedere ziekte te kunnen typeren, elk persoon beschrijven of indelen in klassen etc.

Tabel 2.

Bloed = hart = warm en nat (hoopvol, dapper en amoureus)

Lymphe = hersenen = koud en nat (saai, gelijkmatig)

Gele gal = lever = heet en droog (cholerisch, passie, doener)

Zware gal = milt = koud en droog (melancholie, stemmingen)

Omdat de vroege fase van scheurbuik gekenmerkt wordt door hevige onverschilligheid, die werd geduid als melancholie, dacht men dat de zieke milt wel ten grondslag moest liggen aan deze ziekte.

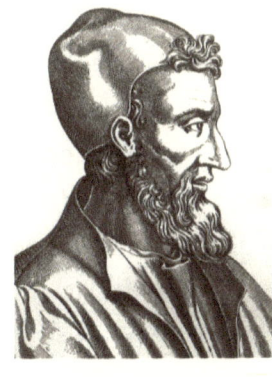

Figuur 18. Galenus (131-201 AD)

Ook de Romeinse arts Galenus dacht dat scheurbuik voortkwam uit de milt. Dat was in zijn theorie de tegenhanger van de lever die de aardse melancholische zwarte gal produceerde, terwijl de milt die juist opruimde. Als de patiënt ziek was, dan was de milt hard of gezwollen, ze kon zo haar werk niet goed doen. Het gevolg was dat de zwarte gal in het bloed terecht kwam. Dat gaf, na de melancholie, de kleine zwarte vlekjes en de zwarte striemen op de buik.

Alleen voor scheurbuik klopte dat theoretische model niet zo goed. Immers, als ziekte van de milt zou ze koud en droog moeten zijn. Maar bij het 'typeren' van de zieken hadden patiënten juist koorts en trokken geen profijt van warmtetherapie, stimulatie van het hart en het afnemen van bloed. In tegendeel, behandeling met het koude sap van citroenen sloeg nog het best aan en dat is juist strijdig met de aanname. Bovendien had de vloek van de zee ook te maken met slechte lucht en kwam 'alleen' op zee voor. Ook dat was strijdig met de uitgangspunten voor deze ziekte. Voor de middeleeuwer was dat nu een groot onoverkomelijk raadsel. Het zou nog eeuwenlang grote verwarring stichten bij het discussiëren en redeneren door 'Doctores Medicinae' over de juiste behandeling van scheurbuik.

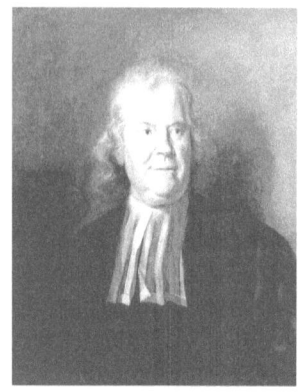

Figuur 19. Herman Boerhave 1668-1738

In de achttiende eeuw werd men steeds moderner. Zuur en alkali begonnen een rol te spelen in de behandelingen van ziektes. Onder de leiding van Boerhave redeneerde men dat de huidafwijkingen kwamen door verzuring van het bloed, maar dat stond in schril contrast met de slechte ademhaling die bij deze slachtoffers erg op de voorgrond stond, dat was het gevolg van verrotting en dat stond weer voor basisch. Op die manier werden de patiënten vaak met twee volledig tegengestelde voorschriften behandeld.

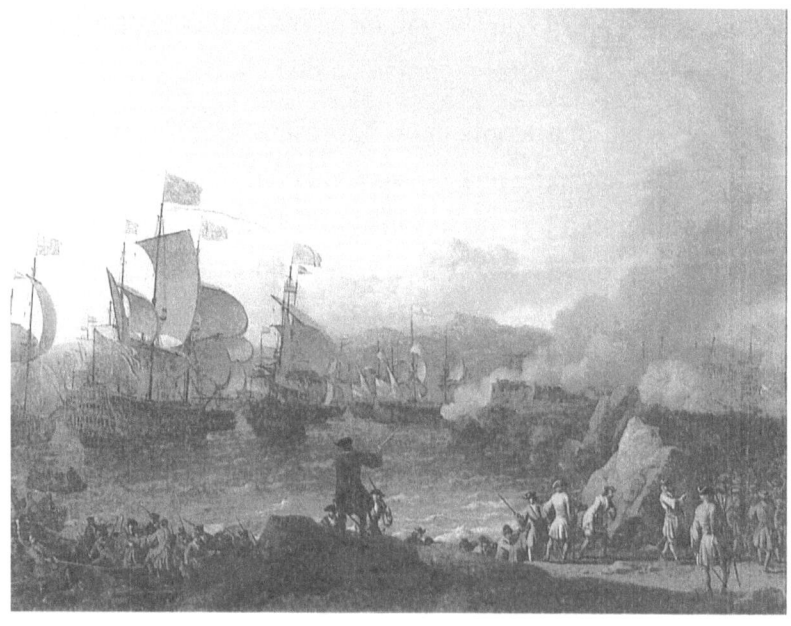

Figuur 20. Sir Francis Drake in actie

In 1577 nam Sir Francis Drake, de meest adellijke piraat ooit; en ook nog eens in dienst van de Engelse majesteit; op zijn expedities naar Zuid-Amerika veel citroengras en citroensap mee. Drake vond het getuigen van de wijsheid van God 'dat Hij onbekende waarden aan de citroenen had toegevoegd opdat de ontsteking van de lever kon worden uitgesteld'.

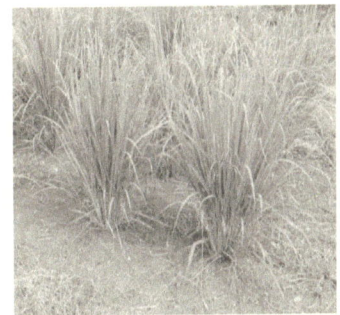

Figuur 21. Citronella of citroengras bevat een middel tegen scheurbuik, men probeerde dat aan boord in tuintjes te telen, maar dat kreeg men op de oceanen niet zo goed voor elkaar.

Heel typisch, maar van alle tijden, is dat de Hollanders en Fransen op dezelfde manier getroffen werden als de Engelsen, maar dat ze allemaal een andere manier van aanpak hadden.

- De Hollanders legden tuinen aan bij de Talfelberg op de Kaap (denk aan van Riebeek), dat deden ze ook op St Helena en op Mauritius. Vaker stoppen en minder lang op zee was voor de Hollanders de beste manier om scheurbuik te voorkomen.

- De Engelse Admiraliteit bleef erbij dat ze onderweg niet wilden stoppen en zochten hun heil bij dagelijks citroensap voor de bemanning.

- De Fransen tilden er niet zo zwaar aan en zagen scheurbuik meer als een gegeven. Zij bleven vitriool (zwavelzuur in alcohol) gebruiken.

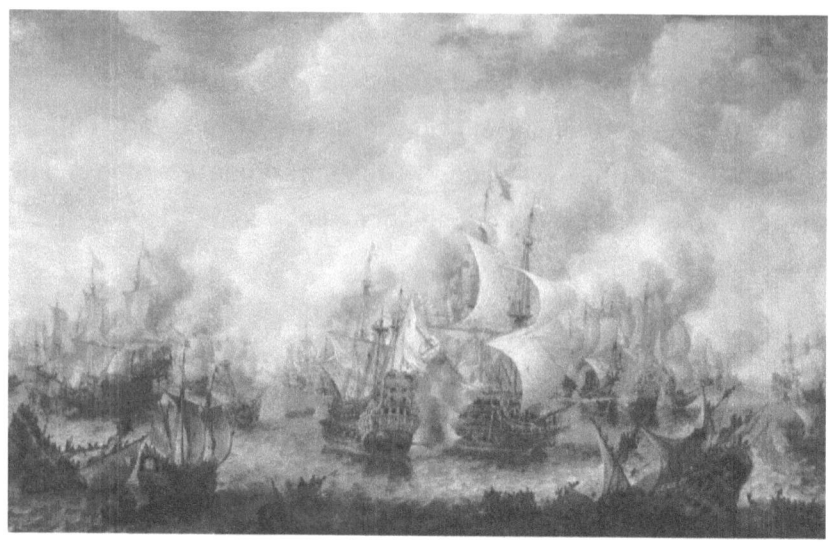

Figuur 22. Tocht op Chattham (1667): M. de Ruyter en J. de Wit

Wat men ook deed, scheurbuik bleef voorkomen op de schepen. Het dieet van de bemanning zag er als volgt uit. Gekookte havermout, boter en gedroogde pruimen als ontbijt, s 'middags: stokvis met erwten, botersaus en mosterd, s 'avonds een half pond scheepsbeschuit (brood) met boter en een kannetje bier.

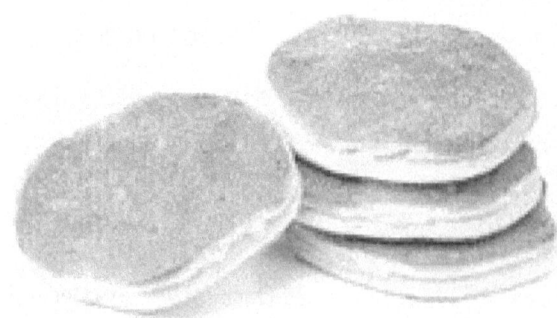

Figuur 23.

Scheepsbeschuit, dat is meel met water en dan langzaam gehard in de oven

Het beschreven dieet vormde eeuwenlang de bron voor gemiddeld 10 procent doden door scheurbuik. Bij de Engelsen gingen er in de zeventiende eeuw in twintig jaar meer dan 10.000 mensen dood, bijna allemaal door scheurbuik, dat wil zeggen elk jaar meer dan 500 zeelui dood door die ziekte. Men dacht ondertussen al wel iets genuanceerder over de 'vloek van de zee'. Men had in de achttiende eeuw het idee dat het een ziekte was van de milt die versteende, waardoor de bloedstroom naar de lever blokkeerde. Daardoor ontstond er zwarte gal. Daar werd een mens melancholisch van, maar die zwarte gal 'sloeg' ook in het bloed en gaf dan zwarte vlekjes en bloedingen, zwarte striemen en pijn. Logisch toch. De oorzaak van deze ziekte werd gezocht in het harde en zware werk, tocht en vocht en het gebruik van relatief slecht water op de schepen. Dat scheurbuik ook op het land kon voorkomen, of ook bij vrouwen en kinderen optrad blijkt niet uit de artikelen over deze ziekte in die tijd.

Halverwege de achttiende eeuw ging in de scheeps-chirurgijn James Lind op schepen van de Navy zijn beroemde experimenten doen.

Lind deelde de zieke schepelingen in, in twee groepen, de ene kreeg citroensap, de andere groep kreeg een placebo.

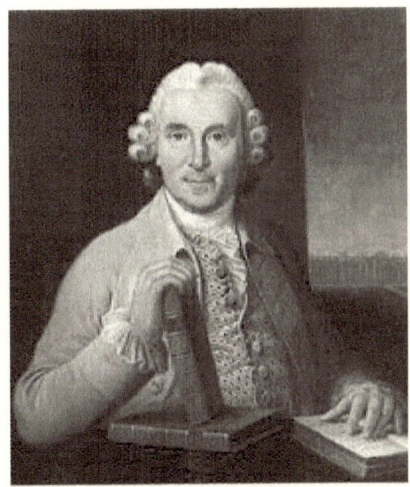

Hij was de eerste die telkens twee groepen met een verschillende behandeling met elkaar vergeleek om zo te onderzoeken wat daadwerkelijk scheurbuik kon genezen.

James Lind leverde al in 1753 het bewijs dat citroensap werkte !

Dat werd ook nog eens door de Vlaming Rousse bevestigd. Die schrijft dat scheurbuik een winterziekte is die door waterkers en citroensap gemakkelijk geneest. De Hollander Bachstrom schrijft in die jaren dat scheurbuik komt door een tekort aan verse groente en fruit. Men zou denken dan zijn we er toch wel bijna!

- MAAR TOCH -

Toch sprak de Engelse Admiraliteit elk argument dat de 'vloek van de zee', scheurbuik, zou kunnen genezen telkens weer tegen en deed de beweringen af als empirie, fantasie of niet ter zake. De 'Doctores Medicinae' van dat instituut verklaarden waarnemingen 'gewoon' ongegrond, maar deden dat steeds zonder wetenschappelijk bewijs.

Inderdaad, de kosten van citroensap waren hoog en het bewaren van 'juice' was in die tijd nog moeilijk. Zo sukkelden de Royal Navy en de koopvaardij maar voort. Jaar in, jaar uit werd de boot afgehouden door de Hoge Heren en steeds werd met valse argumenten gekeken of het varen nog goedkoper kon. Rapen werden voorgesteld als therapie, melk en aardappelen raakten in de mode. Toch bleven vitriool, samen met azijn en mosterd de basis van alle preventie. Als het moest, in uiterste gevallen, was citroensap het reddingsmiddel en dat was dan meestal niet eens voor iedereen beschikbaar.

HET KON NOG ALTIJD BETER

Captain Cook was de eerste die, op zijn tweede expeditie na een lange reis, thuiskwam zonder één geval van scheurbuik. Zijn chirurgijn paste gewoon alle bekende behandelingen tegelijkertijd toe. Hij deed van alles door elkaar en stelde alles voor iedereen beschikbaar, daarbij gingen ze, omdat het een exploratie van de kuststreken betrof, ook nog eens regelmatig aan land. Dat gedrag is onder de medicijnmannen ook vandaag nog wel gebruikelijk, nodig of niet ik geef het maar, veel is goed, alles is beter, als het maar werkt, beter te laat dan nooit, en dergelijke trivia. Tegenwoordig moet geneeskunde Evidence Based Medicine zijn, maar die benadering is nog maar recent. Hoe het ook zij, Cook bracht wel iedereen heelhuids thuis. Daarom was hij, eenmaal terug in Engeland, de gevierde man onder de kapiteins en schepelingen.

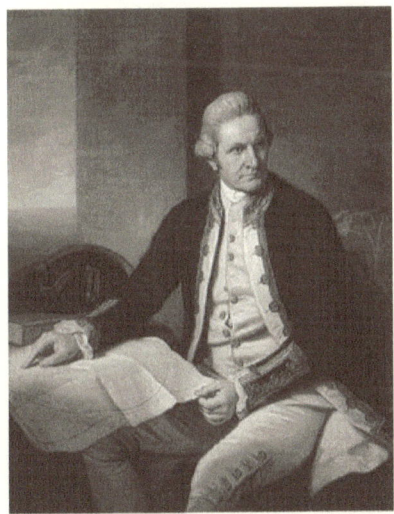

Figuur 25. James Cook (1728-1779)

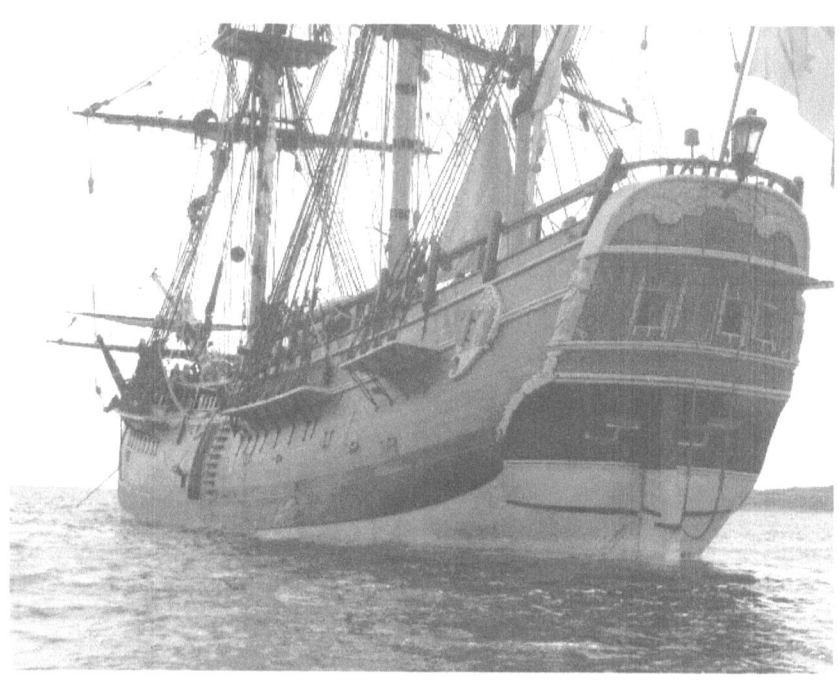

Figuur 26. Het galjoen Endeavour van captain Cook 1772. Het schip werd gebouwd als kolenschip met een plat vlak. Dat maakte het schip zeer geschikt om te landen op exotische zandstranden. Door regelmatig aan land te gaan, bleef scheurbuik uit.

OP ZOEK NAAR DE OORZAAK VAN SCHEURBUIK

In het begin van de negentiende eeuw werd voor het eerst de verbranding van koolstof beschreven. Thomas Trotter (1760 – 1832) een Schotse scheepsarts, die ook van leer trok tegen slavenhandel, ontdekte hoe 'Actieve Kool' werd verbrand. Samen met een bepaalde stof uit de lucht produceert actieve kool een gasvormig eindproduct dat zuur reageerde in de 'lakmoes proef', een stof uit het blauwe koolblad dat rood kleurt als het met zuur in aanraking komt. Dat product werd dus kool-zuur genoemd en de stof uit de lucht die dat veroorzaakte heette voortaan zuur-stof. De rest van het gas, dat niet kon branden, heette daarna stikstof.

$$C \text{ (actieve kool)} + O_2 \text{ (zuurstof)} \leftrightarrow CO_2 \text{ (koolzuur)}$$

Hij paste deze reactie ook toe op zijn verklaring voor scheurbuik, want hij dacht hiermee het probleem van de 'vloek van de zee' te kunnen doorgronden. De paarse vlekjes bij schepelingen kwamen natuurlijk door 'slechte lucht' een 'gebrek aan zuurstof'. Voor hem was het logisch dat de zure stof uit het fruit de infecties tegenging, waaronder ook de therapie van scheurbuik viel.

Wat men ook deed of fantaseerde, scheurbuik bleef een immens probleem, tenzij men dagelijks het zure citroensap gebruikte.

Tijdens de coalitie-oorlogen aan het eind van de achttiende eeuw werden schepen langdurig ingezet in de voortdurende strijd tegen de Fransen. Het ging in 1780 om 12.000 zeelieden waarvan er 66 sneuvelden door vijandigheden, maar waarvan 1.600 matrozen gewoon ziek werden en ook doodgingen aan de 'vloek van de zee'. Die aantallen werden door de admiraliteit glashard ontkend en men ging voort op de oude voet. Zo dicht bij huis kon scheurbuik immers niet optreden. Werd iemand toch ziek, dan kreeg hij citroensap.

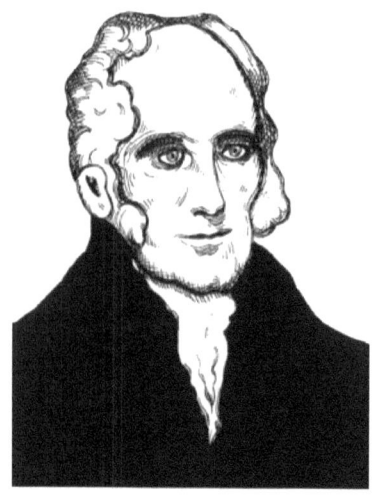

In Engeland, begin van de negentiende eeuw, was scheurbuik in deze omvang toch een echte schande, er kwamen vragen over in het parlement. De admiraliteit moest nu wel om! Dat kwam ook omdat de scheeps-heelmeester Gilbert Blane de lijfarts was van admiraal Nelson. Hij kon de vloot-leider met de argumenten van Trotter overtuigen van het nut van het aanzuren van het dieet.

Figuur 27. Sir Gilbert Blane (1749 1834)

In de achttiende eeuw deelde men bij de koopvaardij wel citroensap uit aan haar passagiers. Hun klanten werden natuurlijk in de watten gelegd. De Navy kon toen niet langer achterblijven en ook daar werd citroensap gemeengoed. In de nautische oorlogen tegen Napoleon, na 1800 dus, was ook in de Navy dagelijks citroensap eindelijk verplicht. In het begin van de negentiende eeuw maakte men in Engeland anderhalf miljoen liter citroen sap per jaar.

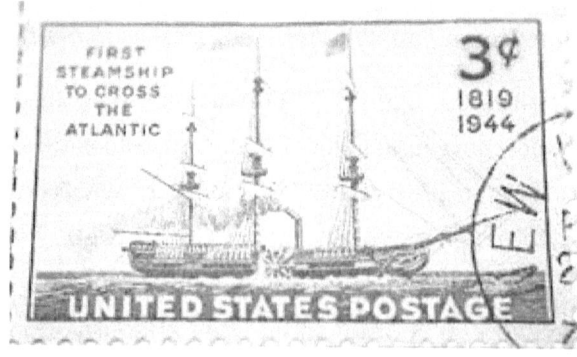

Figuur 28. De 'Savannah' was de eerste stoomboot over de Atlantic

Tot grote verbazing van sommigen werd in de negentiende eeuw ook scheurbuik 'te land' vastgesteld, vol verwondering stelde men vast dat het zelfs bij vrouwen en kinderen kon voorkomen. Dat was in de tijd dat andere gevallen van scheurbuik de aandacht begonnen op te eisen. Een misoogst van aardappelen gaf onmiddellijk een epidemie van scheurbuik in de Engelse gevangenissen. De vraag die dan opkomt is of die gevangenen de aardappels rauw moesten eten, want in gekookte aardappelen is het vitamine bijna nihil.

Een andere scheurbuik-epidemie werd veroorzaakt door het spenen van baby's en ze daarna te voeden met gekookte koemelk. Dat was een tijdje in de mode omdat men in Victoriaanse tijden dacht dat borsten vies waren en dus onhygiënisch. Na een aantal jaren werd dat idee weer verlaten omdat men toch wel inzag dat die methode niet zo goed werkte.

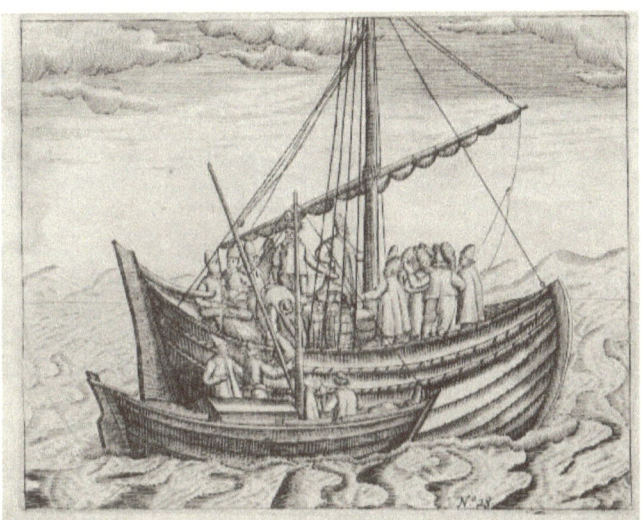

Figuur 29. De oudere walvisvaarder met een jager

Scheurbuik trad ook op bij poolreizen. Het barre noorden werd getrotseerd om daar 'traan' te halen. Walvissen, zeekoeien, robben, van alles werd er gevangen en omgesmolten tot traan, want dat spul kon de Europese industrie maar al te goed gebruiken. Vaak zaten die poolreizigers een of twee jaren achtereen vast in het ijs en konden ze werkelijk geen kant op. Vers voedsel raakte snel op en het jagen was in de winterdagen erg beperkt.

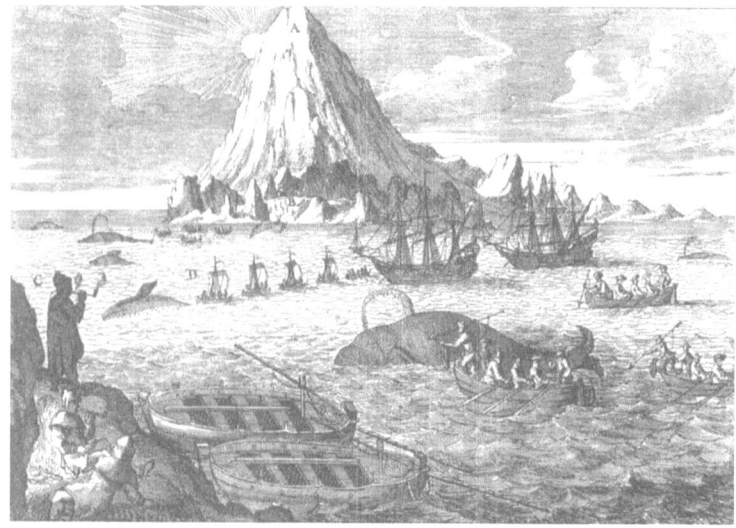

Figuur 30. Spitsbergen

De hel van de ijs-barrière van het noorden was dus tot in detail bekend, maar toch probeerde men een noordelijke doorgang te vinden naar de Indische oceaan. Men wilde letterlijk het monopolie van de Portugezen op hun reizen naar India omzeilen en zo kwamen de pool-expedities op gang. De pogingen van bijvoorbeeld Willem Barentsz (+ 20 juni 1597 op Nova Zembla) om bovenlangs Rusland richting Moermansk en verder te zeilen, zijn internationaal gekend,. De weg langs het noorden was een bittere teleurstelling.

Ondanks de bevelen (en tegen de contracten in) van de admiraliteit kon het gebeuren dat reizen werden ingekort omdat er op de schepen tijdens de expedities weer eens scheurbuik was uitgebroken. In 1876 kwam, vanwege scheurbuik, een Engelse poolexpeditie terug na slechts één jaar. Dat leidde tot een parlementaire enquête, want de gemaakte kosten voor expedities waren hoger dan de opbrengst, en dat was zelfs de Engelsen te gortig. Op de gewraakte reis was meer dan de helft van de bemanning door scheurbuik geveld en vier matrozen waren er aan bezweken. De admiraliteit verdedigde zich door te zeggen dat de 'vloek van de zee' er normaal minstens twee jaar over doet om zich te manifesteren.

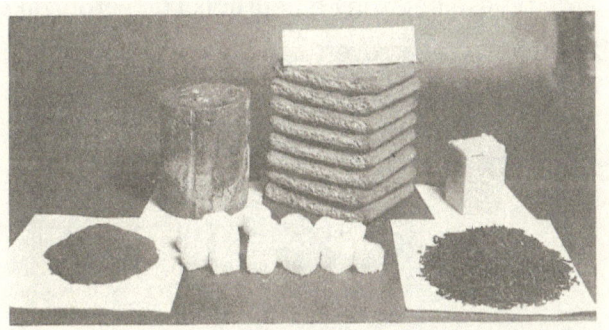

The daily ration for each man on Scott's polar party (pemmican, biscuits, butter, cocoa, sugar and tea). It was low in calories and lacked vitamin C. (Popperfoto.)

Figuur 31. Dieet voor poolreizigers in 1910

Er waren in die tijd ook twee rapporten waarin stond dat het eten van verse lever van de ijsbeer scheurbuik kon genezen. Dat was natuurlijk hoopvol en die oude poolreizigers gaven dat ook aan elkaar door. Toch ging de admiraliteit in Engeland daar niet op in, men wilde niet begrijpen dat citroensap problemen gaf op de pool. Dat sap was vaak bevroren en het werd telkens weer opgekookt. Het vertrouwen in 'citroensap' daalde op die manier letterlijk onder het vriespunt.

Eén van de expeditieleiders was erg teleurgesteld in 1836, en meldde in zijn logboek dat hij: "*cranberries, pickles, mustard, vinegar, spruce beer and lime juce twice a week*" had toegediend aan zijn bemanning en dat er toch nog scheurbuik was opgetreden.

Er waren ook expeditieleiders die probeerden om van de Inuit of Eskimo's te leren hoe men in de poolstreken kon overleven. Daarbij viel op dat het eten van rauw vlees scheurbuik telkens kon genezen. Toch vermeldt dr Atkinson, die in 1910 met Scott op de zuidpool was, dat 'scurvy' een ziekte was waar hij niet goed raad mee wist. Hij vond Trotter's intoxicatie met zuur een redelijke verklaring, maar de rol van dat zuur en van de bijkomende infectie was allerminst duidelijk. Voor Wereld Oorlog I werd algemeen aangenomen dat vocht, slechte lucht, en harde fysieke belasting scheurbuik kon veroorzaken. Men was er ondertussen wel van overtuigd dat verse groenten, fruit en vers vlees 'de vloek van de zee' buiten de deur hielden.

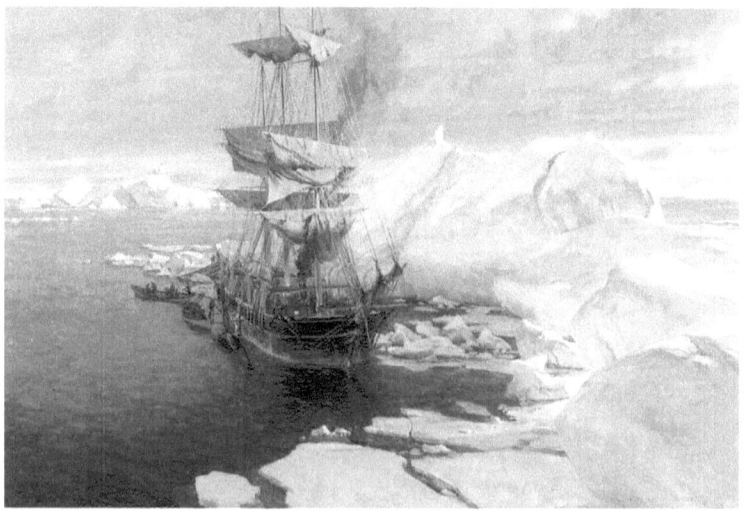

Figuur 32. Een moderne walvisvaarder rond 1900

Over de hele wereld traden telkens weer scheurbuik epidemieën op, soms van beperkte omvang, soms tamelijk uitgebreid. Het reizen in Amerika van Oost naar West bijvoorbeeld was een tocht van meer dan 4700 kilometer. Dat duurde in het begin, zonder wegen, bijna een jaar, dus ook daar was het prijs. De pioniers aten meestal beschuit en pekelvlees en moesten relatief hard werken. Het was in de tijd dat iedereen het normaal vond om te lopen, dagen achtereen. De gemiddelde dag-afstand was maar gering, tien kilometer was veel. Een span ossen kan niet veel meer afleggen in een dag, als het regent komt men helemaal niet vooruit.

Bij het beleg van Parijs (1870) brak er in de stad een epidemie van scheurbuik uit. Fransen hielden niet zo van gedoe met vers fruit en groente. Verse producten waren maar een paar weken per jaar beschikbaar. Conserveren deed men vooral door in te leggen met zout of door voedsel te drogen. Vers eten was alleen beschikbaar voor de zeer rijken der aarde. Pekelvlees en aardappelen voor de gegoeden, voor de armen brood en soms een ei als ze wat geld hadden. Dat was het dieet in heel Europa. Ander voedsel was meestal oud, soms bedorven, maar vrijwel altijd slecht van kwaliteit. Dus ook in de negentiende en zelfs in de twintigste eeuw traden er nog scheurbuik epidemieën op. De geleerden spraken: *'het komt voor daar waar mensen bij elkaar zijn. Deze ziekte is dus vrijwel zeker een infectie, want de één steekt kennelijk de ander aan'.*

In 1842 stelde men wetenschappelijk vast dat voedsel vooral uit koolhydraten, eiwitten en vetten bestond. Omdat de therapie van scheurbuik bestond uit 'goed eten', concludeerde men dat de pas uitgevonden eiwitten er wel iets mee te maken konden hebben. Maar een dieet met alleen vetten, eiwitten en koolhydraten kwam ook niet helemaal goed uit. Daarom bedacht men in 1850 dat er in voedsel nog een aantal 'additional food fragments' moesten zitten. Men leek toen waarschijnlijk dat er een tekort aan amines bestond.

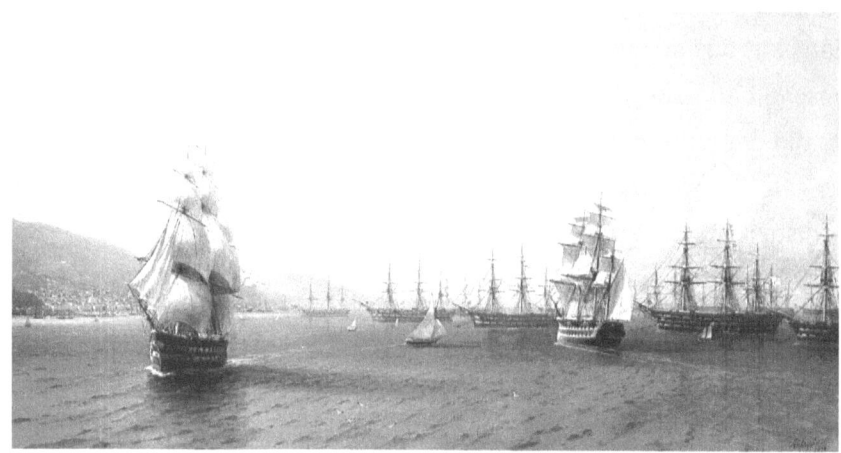

Figuur 33. De Krim-oorlog deels ter zee, deels te land

De Krim-oorlog (1853-1856) leverde voor het Engelse leger nog eens 1600 gevallen van scheurbuik op, want hun bevoorradingsschepen werden getorpedeerd zodat het leger verstoken bleef van citroensap. De Fransen deden niet eens de moeite. Van de 95.000 Fransen stierf een kwart (dat is 23.000 man) vooral aan scheurbuik, maar ook als gevolg van andere ziektes zoals dysenterie en tyfus. De Franse generale staf vond het nog vóór 1917 absoluut overbodig dat de manschappen verse groenten of fruit kregen. Vitriool was het enige geneesmiddel voor bijna alle ziektes van het Franse leger en marine.

Denk vooral niet dat er alleen in Europa slachtoffers vielen. Het leger van Lincoln in de Amerikaanse burgeroorlog bij Gettysburg met totaal 47.000 soldaten leverde bijvoorbeeld een derde van haar soldaten, dat wil zeggen 16.000 man, in alleen door de gevreesde scheurbuik.

VITAMINE C IN VOEDSEL IS ESSENTIEEL VOOR MENSELIJK LEVEN

Het onderzoek naar vitamine C liep parallel met het onderzoek naar andere essentiële voedingssupplementen. De basis voor beriberi onderzoek werd in de jaren 1890 gelegd door de Nederlandse arts en latere Nobelprijswinnaar Christiaan Eijkman. Hij ontdekte dat vogels die met gepelde rijst gevoed werden vergelijkbare symptomen vertoonden als beriberipatiënten en dat ze genezen konden worden als ze ook het kaf van de rijst te eten kregen. Hoewel kippen toen de gouden standaard waren voor voedingsonderzoek ruilden de Scandinaviërs Holst en Fröhlich aan het begin van de twintigste eeuw hun gevogelte in voor cavia's als proefdier. Die beestjes kregen in hun experimenten alleen rijst-meel als voeding. Het bleek dat alle cavia's na ruim twintig dagen bloedingen kregen van het botvlies, pijnlijke extremiteiten, met schade aan de groeischijven, tandvleesproblemen en uiteindelijk doodgingen aan hartfalen. De dieren vertoonden vergelijkbare symptomen als in het geval van scheurbuik bij mensen. Als men die beestjes dan stukjes appel gaf dan genazen ze snel, maar zonder verdere aanvulling van de voeding gingen ze toch dood op dag 32. De oorzaak in dat geval was hartfalen door 'natte Beri-Beri'. Het verbazingwekkende was dat duiven en kippen, die ze voorheen gebruikten, alleen natte Beri-beri kregen en nooit last hadden van scheurbuik-achtige verschijnselen.

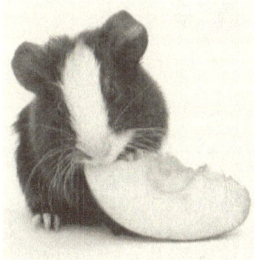

Figuur 34. 1912 doet de 'cavia' haar intrede als 'proefkonijn'

Cavia proeven toonden aan dat dit dier een uniek model bood voor scheurbuik. De volgende stap met cavia's was om te onderzoeken welke stof nu werkelijk scheurbuik kon genezen. Er werden steeds vergelijkende experimenten gedaan om aan te tonen welk product scheurbuik het beste kon voorkomen en/of genezen. De oude scheepsrantsoenen en de rantsoenen van poolreizigers werden daarbij geëvalueerd in cavia experimenten. Dat leidde in *1912* tot de inzichten zoals gedefinieerd door *Holst en Fröhlich* uit Noorwegen.

1. scheurbuik primair kwam door een tekort aan verse groente en fruit (was al sinds 1753 bekend)

2. Dat werd mogelijk door een infectie veroorzaakt (dat was een algemeen aanvaarde, maar foute conclusie)

3. het ging samen met een mentale depressie door de slechte lucht op schepen (oorzaak en gevolg door elkaar)

4. er zaten mogelijk vergiften in melk en aardappelen (omdat die soms niet werkten soms wel).

De Engelsman Wilson formuleerde dat wat algemener. Hij zei dat *'scheurbuik door de ene soort voeding werd veroorzaakt en dat een ander soort voeding de therapie was'*. Na Wilson en Holst / Fröhlich lag de hele research tien jaar stil. Er woedde een oorlog (WO I) in Europa, dus de mannen hadden wel wat anders te doen. In de 'Grote Oorlog' hadden de vrouwen de leiding in de beroemde laboratoria in Engeland, terwijl de mannen hun plicht deden in die verschrikkelijke strijd. De lady-researchers zetten de experimenten met cavia's voort en toonden aan dat gekookt, geautoclaveerd of bedorven fruit en groente geen enkele geneeskracht meer had voor scheurbuik. Door die proeven ging de kwaliteit van citroensap met sprongen vooruit en werden ook andere voedingsmiddelen ontdekt die over de juiste eigenschappen beschikten om scheurbuik te voorkómen en te genezen. Bijzonder was dat scheurbuik-proeven op andere dieren steeds mislukten, want die kregen nooit scheurbuik. Dat bleek in de loop van de tijd een spijkerhard gegeven dat vaak werd gebruikt in publicaties, maar niemand kon het toentertijd duiden.

Een jonge Pool, genaamd Casimir Funk, beweerde in 1912 in een artikel dat de vier ziekten, pellagra, rachitis, beri-beri en scorbut veroorzaakt werden door ondervoeding. Het lichaam had bepaalde stoffen uit de voeding perse nodig. Het waren volgens hem *vitale amines* en hij noemde deze stoffen voor het eerst vitamines. McCollum beschreef in 1917 dat van deze vier vitamines er één vet-oplosbaar was (A) en de andere waren water- oplosbaar (B). Dat scheurbuik alleen bij mensen, apen en cavia's voorkwam en niet bij andere dieren kon hij nog niet goed begrijpen.

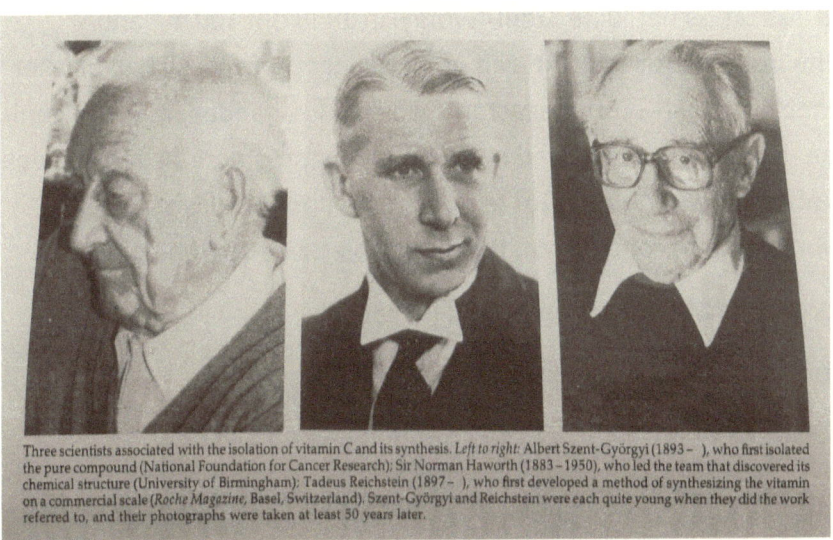

Three scientists associated with the isolation of vitamin C and its synthesis. *Left to right:* Albert Szent-Györgyi (1893–), who first isolated the pure compound (National Foundation for Cancer Research); Sir Norman Haworth (1883–1950), who led the team that discovered its chemical structure (University of Birmingham); Tadeus Reichstein (1897–), who first developed a method of synthesizing the vitamin on a commercial scale (*Roche Magazine*, Basel, Switzerland). Szent-Györgyi and Reichstein were each quite young when they did the work referred to, and their photographs were taken at least 50 years later.

Figuur 35. Szent-Györgyi maakte de stof, Haworth ontdekte de structuurformule en Reichstein maakte als eerste vitamine C.

Ondertussen was in de strijd tegen scheurbuik de zoektocht naar de actieve stof in de citrusvruchten geopend. Men wilde ook een naam geven aan de stof die men zocht. Men had vitamine A en vitamine B al benoemd, dus toen de anti-scheurbuik factor net zo goed een 'accessory food factor' bleek te zijn, besloot men om de nog niet ontdekte stof vitamine C noemen.

De wetenschap stond ondertussen niet stil, en in de top-laboratoria van de wereld werden de eerste redox-reacties beschreven in navolging van de koolstof, zuurstof en koolzuur reactie. Men wist ondertussen dat zuurstof kon reageren met allerlei stoffen en dat de primaire stoffen daardoor aanzienlijk veranderden. Vitamine C kon natuurlijk ook in een dergelijk redox reactie betrokken zijn, maar dat kon men toen nog niet goed overzien. Of dat waar was of niet, kon men alleen bewijzen als men die stof ook isoleerde. Daar werd dus op ingezet en het lukte Szent-Gyorgyi in 1928 om 300 mg anti-scheurbuik factor te verkrijgen uit een kilogram fruit. Hij had dus het eindelijk de anti-scorbine factor (ascorbine) in handen. Met de kennis van de redox-reacties deed hij zijn experimenten door de stof geheel in afwezigheid van zuurstof te isoleren en door bij elke stap het zuurgehalte te controleren. Hij ontving hiervoor de Nobelprijs.

Tabel 3. Redox reacties in het algemeen:

AH2 + B	geeft	A + BH2
A geeft H aan B		B ontvangt H van A
A wordt gereduceerd		B wordt geoxideerd
A staat H atomen af		B ontvangt H atomen

Waarbij H staat voor waterstof (proton) en A en B staan voor willekeurige proton-acceptor c.q proton-donor

Toen de Engelse Nobelprijswinnaar Haworth de anti scheurbuik factor van Szent- Györgyi nader onderzocht, bleek het geen amine te zijn maar een hexose, gerelateerd aan het suikermolecuul. Het was C6 H8 O6 met de biochemische structuurnaam hexuronzuur. In bovengenoemde cavia-proefopzet bleek die stof inderdaad 'de' anti-scheurbuik factor te zijn, het anti-scorbine of ascorbinezuur. Die stof was voor enkele species als primaten, waaronder de mens, cavia's, en vleermuizen, een echt vitamine. Deze soorten moeten die stof met hun voeding naar binnen krijgen omdat ze het hexuron zuur niet zelf kunnen maken. Alle andere dieren zijn voor hun anti scheurbuik factor niet afhankelijk van vitamine C in voeding.

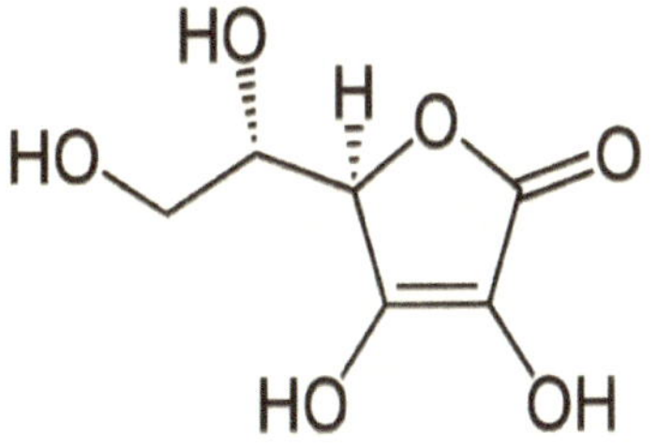

Figuur 36. Hexuronzuur, ascorbinezuur, Vitamin C

Hexuronzuur is geen amine, net zomin als de vitamines A en B. Daarom koos men er internationaal voor om die groep van stoffen Vitamins (zonder e) te noemen. De conclusie luidde in 1932 dat hexuronzuur als *"Vitamin C"*, inderdaad de fruit-component was dat de gevreesde scheurbuik kon genezen. Wetenschappers waren ondertussen gewend, om in navolging van hun Scandinavische collega's dieetproeven met cavia's (Guinea Pigs) te doen. Dat onderzoek was gemakkelijker dan proefnemingen bij mensen. Het voordeel van cavia-proeven is dat er slechts vier weken verlopen tot de dieren scheurbuik krijgen. Daarom kan men de experimenten meestal binnen een maand afsluiten, in plaats van pas na ruim vier maanden zoals bij gezonde proefpersonen.

Het leek wel of de hele internationale gemeenschap op deze data had zitten wachten. Na de bevindingen van Szent-Györgyi en van Haworth was de scheurbuik-wetenschap booming business en er verschenen ruim 10.000 artikelen over dit onderwerp. Zo zat er eindelijk na vier eeuwen kwakkelen eindelijk schot in het research programma. Al snel werd het biochemische pad ontdekt voor de vorming van vitamine C. Bij alle dieren ontstaat de stof hexuronzuur onder invloed van enzymen uit alpha-keto-gulon-zuur. Mensen en andere primaten, net als cavia's, kunnen het ascorbinezuur of vitamin C (hexuronzuur) niet zelf maken omdat ze het gen voor dit specifieke enzym missen. Dat gen is bij sommige soorten waarschijnlijk verloren gegaan door een toevalsmutatie.

Bij verdere studie van de biochemie bleek dat vitamine C, als het gebruikt wordt, afgebroken wordt tot (semi-)dehydro-ascorbinezuur. Men toonde aan dat actief ascorbinezuur in de bijnier snel verdwijnt als de cavia in stress wordt gebracht. Tijdens het verdwijnen van ascorbinezuur ontstaat het (semi-)dehydro-ascorbinezuur. Die laatste stof wordt dan weer geregenereerd (opgewerkt) tot ascorbinezuur, De kern van de stof gaat dus niet verloren, daardoor lang doen met één molecule. Fysiologen hebben berekend dat er slechts een kleine 'total body pool' ascorbinezuur nodig is van ongeveer 300 mg. Met vers radioactief ascorbinezuur heeft men aangetoond dat er elke dag een paar milligram vitamin C verloren gaat. Die moeten natuurlijk weer aangevuld worden anders loopt de lichaamsvoorraad van 300 milligram langzaam terug.

Als er geen actief ascorbinezuur of dehydro-ascorbinezuur wordt opgenomen dan daalt de totale hoeveelheid vitamine C in het lichaam. Na drie weken geheel zonder vitamine C zit er nog een basis concentratie ascorbinezuur in het bloed van de gezonde mens.

De totale lichaamsvoorraad zakt daarna slechts heel langzaam, maar toch heeft de patiënt in die situatie nog geen last. Pas wanneer na twee volle maanden zonder vitamine C de lichaamsvoorraad ascorbinezuur eindelijk tekortschiet dan worden mensen echt ziek. Kennelijk ontstaat de scheurbuik pas als de ascorbinezuur-voorraad onder een kritieke grens daalt. Na gemiddeld acht tot twaalf weken wordt men moe (lethargisch) en gedeprimeerd (melancholisch).

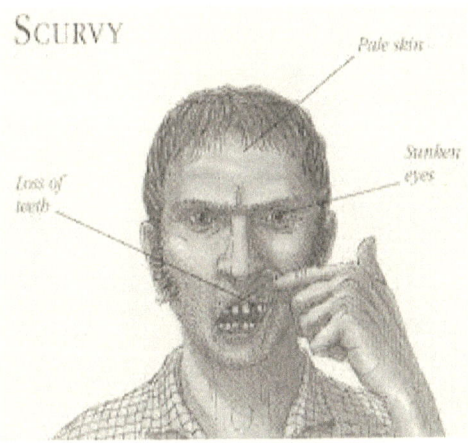

Figuur 37. Als men mensen geen vitamine C geeft, krijgen ze avitaminose C ofwel scheurbuik

Na 11 tot 16 weken gaat het tandvlees woekeren, en na 26 weken is scheurbuik in haar volle omvang aanwezig. De rek gaat dan uit het bindweefsel en de buikhuid raakt los van haar aanhechting, de buikhuid hangt er slap bij. De stolling raakt gestoord omdat de bloedplaatjes te weinig ascorbinezuur bevatten; de stresshormonen worden onvoldoende gevormd (de bijnieren doen het niet meer); de bloeddruk wordt laag en men kan geen zout meer vasthouden; seks hormonen worden niet langer gevormd; de schildklier stopt.

Wat moet men doen om voldoende vitamine C binnen te krijgen? Tussen de 5 mg en 10 mg per dag zou ruim voldoende moeten zijn als dagelijkse behoefte. Het advies van de UNHCR is thans dat mensen zeventig mg per dag is (was eerst 60 mg) vitamine C moeten krijgen. Toch werkt 5 mg per dag al genezend bij actieve scheurbuik. Één appel is 6 mg vitamine C, dus voldoende voor een dagrantsoen. Een sinaasappel bevat 60 mg, genoeg voor een hele week, een ons broccoli 140 mg vitamine C, kool 50 mg en aardbei 80 mg per ons. In brood, pasta, mais en rijst en dergelijke zit geen vitamine C, maar in vers vlees weer wel.

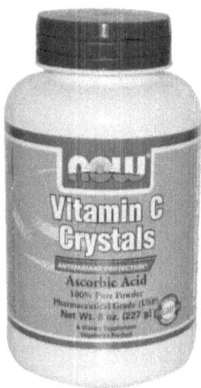

Figuur 38. Vitamine C een droom van eeuwen, eindelijk een pil tegen de 'vloek van de zee' de 'amalati de bocha', 'scheurbuik', 'scorbut'

Toen de industrie deze kennis eenmaal tot zich had genomen, werden zij de helden en beloofden redding. In 1940 werd 17 ton ascorbinezuur geproduceerd tegen een prijs van 100 US dollar per kg. In 1960 maakte men 3000 ton tegen de prijs van 30 dollar per kg en in 1985 was de productie 16000 ton voor 6 dollar per kg. Ascorbinezuur is nu zo goedkoop dat het ook in grote dosis kan worden ingenomen tegen een zeer lage prijs.

In de tachtiger jaren van de vorige eeuw leek het wel of *elke* geleerde *alles* wist over ascorbinezuur. Men erkende dat vitamine C onmisbaar was, men wist hoe de stof er uitzag, men kon het maken. Men kende de ziekteverschijnselen en iedereen kon weten wat de gevolgen waren voor de volksgezondheid als er een vitamine C tekort was.

Aan die kennis ontleent ook Linus Pauling (1901-1994) zijn roem in de tweede fase van zijn leven. Pauling was in eerste instantie de uitvinder van de DNA dubbelhelix, hij ontdekte het model van de biochemische binding tussen de DNA molecuul groepen. Het was een heel ingewikkeld biochemisch proces dat hij voor het eerst kon visualiseren en dat hij met verve beschreef. Daarvoor kreeg hij in 1954 terecht de Nobelprijs; later in 1962 kreeg hij ook een Nobelprijs voor de vrede omdat hij zich afzette tegen atoomproeven en tegen de Vietnam oorlog van zijn land. In de tweede fase van zijn leven propageerde hij een mega-dosis vitamine C (twee gram per dag). Zonder dat daar enig bewijs voor was, dacht hij dat dat die megadosis vitamine C goed zou zijn tegen verkoudheid en zelfs goed zou zijn tegen kanker. Men had toen nog geen idee over de ingewikkelde biochemie van vitamine C.

Tegenwoordig kent men al veel de biochemische reacties in verband met vitamine C. Het blijkt dat hexuronzuur de elektronen levert voor de hydroxylatie van talrijke stoffen. Proline wordt hydroxyproline en zorgt voor de rek in bindweefsel; hydroxylatie van cholesterol levert cortisol, het stresshormoon en de sexhormonen; door hydroxylatie van tyrosine krijgt men het schildklierhormoon thyroxine. Al die stoffen worden op dezelfde manier gevormd. Deze processen hebben gezamenlijk dat zij op een uiterst snelle wijze, heel veel gehydroxyleerde stoffen produceren en zonder actief vitamine C liggen die systemen plat.

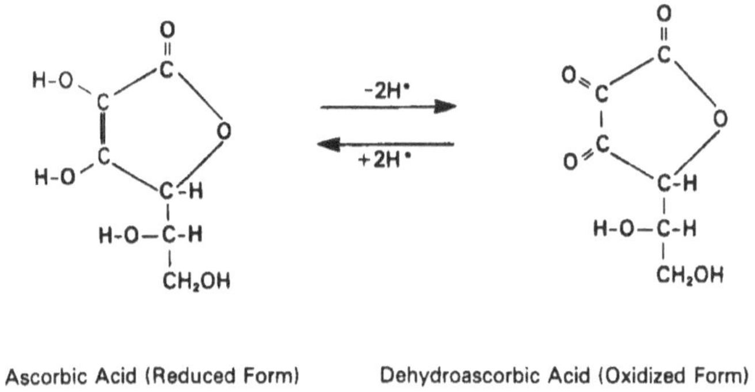

Ascorbic Acid (Reduced Form)   Dehydroascorbic Acid (Oxidized Form)

Figuur 39. Het uiteenvallen van Ascorbinezuur. In weefsel verloopt dat proces via een tussenfase die heet Semi-Dehydro-Ascorbine-Zuur

Men kan tegenwoordig de specifieke deficiëntie verschijnselen van de verschillende vitamines uit elkaar houden. De cavia proeven van Holst toonden ondubbelzinnig aan dat de secondaire zwakte en hartfalen bij scheurbuik niet het gevolg zijn van Vitamine C tekort, maar waarschijnlijk het gevolg waren van een ander soort ondervoeding. Immers als cavia's appels te eten kregen, ging de scheurbuik over, maar niet de de Beri-Beri, vitamine B deficiëntie. Dus ook de 'vloek van de zee' de klassieke scheurbuik uit vroeger tijden, zoals op oude schepen, was waarschijnlijk een mengvorm van een tekort aan de verschillende soorten essentiële voedingsstoffen.

Het mag op deze manier een compleet verhaal lijken omdat de deel-aspecten kloppen, maar nergens kan men bijvoorbeeld vinden hoe die vitale processen nu precies worden aangestuurd. Het is nog steeds niet duidelijk hoe het ascorbinezuur systeem precies geregeld wordt in de cel. Dat wil zeggen dat het probleem is dus nog steeds niet volledig opgelost. Maar ook de wetenschap schrijdt voort.

INTERMEZZO: DE BIJWERKING VAN IMIDAZOLEN

Ik neem u mee op een zijspoor, want ik wil u graag vertellen over mijn ervaring met vitamine C. Vanaf de zestiger jaren werden door de industrie *imidazolen* op de markt gebracht. Dat zijn stoffen met een vijfring waarvan twee stikstof-atomen. De stoffen werden en worden volop industrieel toegepast bijvoorbeeld als weekmaker in kabels en als anti-aangroei-middel op schepen. Sterk spul dus!

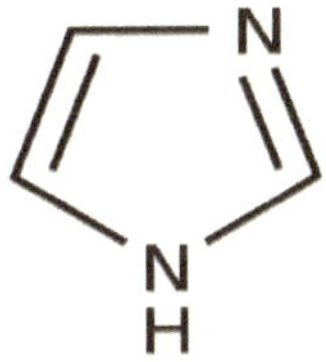

Figuur 40. De molecuulgroep van imidazol

In de zeventiger jaren brachten ook geneesmiddel fabrikanten imidazol-houdende stoffen op de markt bijvoorbeeld om daarmee voet-schimmel te bestrijden. Als het warm en vochtig is dan tiert de schimmel welig en bouwt ze op dat moment de imidazolen van het geneesmiddel in, in plaats van haar natuurlijke bouwsteen. Het gevolg is dat de schimmel daar aan kapot gaat. Dat is mooi, want zo kan men een patiënt genezen van zijn of haar wintertenen.

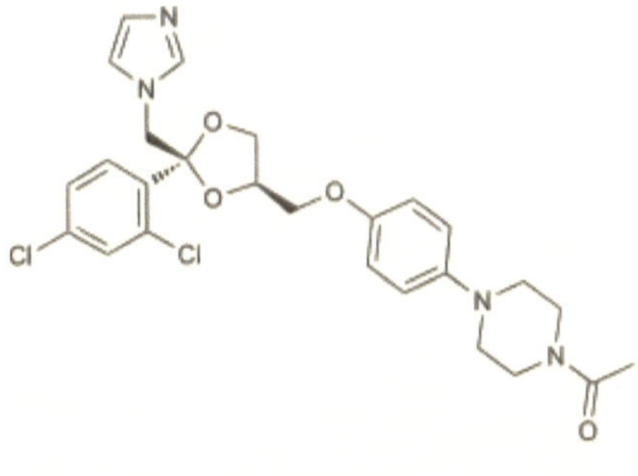

Figuur 41. Ketoconazol is een geschikt anti-schimmel middel

De vraag was of men die stof ook kon gebruiken om in te spuiten in de bloedbaan van mensen of dieren. Dan zou men schimmelinfecties in het bloed kunnen genezen, want die kunnen heel ernstig zijn. In eerste instantie kan die vraag natuurlijk alleen in een gespecialiseerd laboratorium worden opgelost. Bij één van de vele proeven in dat kader vielen de katten plotseling in slaap, ze rustten even uit, werden weer wakker en liepen daarna gewoon door. Goeie grap nietwaar? Een fabrikant vertelt dat verhaal als anekdote tijdens een galabanket in Wenen aan een tafel vol anesthesiologen. Nu zijn slaapmiddelen relatief zeldzaam en dus wilde die groep die stof graag proberen, maar dat gaat zomaar niet! Eerst moeten alle verplichte testen gedaan worden voordat het slaapmiddel aan mensen toegediend mag worden. Zo is de wet, en de industrie gaat daar zeker geen vuile handen mee maken. In een ijl-tempo werd toen de reeks verplichte dierproeven afgedraaid. Daar zaten helemaal geen bijzondere dingen in; je kreeg er dus niets van als je dat spul op mensen zou toepassen. En zo werd dat ook beslist. De stof kon op de markt, want je kreeg er geen kanker van, geen lever of nierafwijkingen. Kortom een ideaal geneesmiddel om mensen kort te laten slapen.

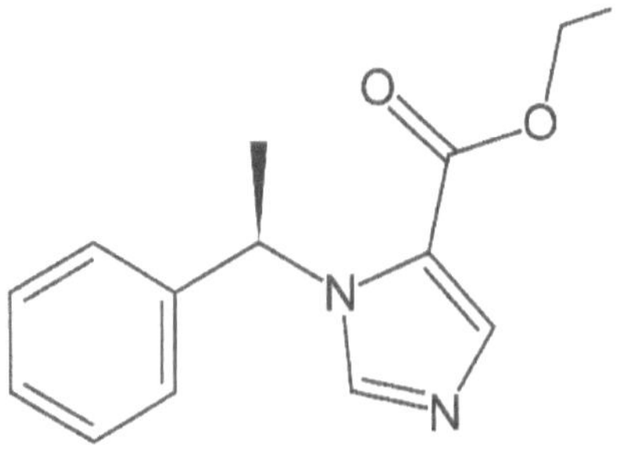

Figuur 42. De molecuulstructuur van Etomidate

Etomidate

Dus snel de stof *Hypnomidate of Etomidate* op de markt brengen, dat vond ook de Amerikaanse *Food and Drug Administration* (FDA). En het ging aanvankelijk ook allemaal goed. Het slaapmiddel maakte internationaal furore en werd vanaf de eind zeventiger jaren steeds intensiever toegepast. Het meest positieve argument om de stof Etomidate te gebruiken was: ook bij verregaande ader-verkalking van het hart leek het de bloeddruk niet volledig te ondermijnen zoals veel andere slaapmiddelen dat wel deden. De grote mate van veiligheid bracht anesthesiologen op een idee: '*Als men Etomidate als infusie over en langere periode toediende, dan heeft men veel minder van de andere, min of meer gevaarlijke, narcosemiddelen nodig*'. Men kon pijnstillers zoals morfine vaak in de kast laten en men had ook veel minder spier-verslappers nodig. Daardoor zouden theoretisch minder bijwerkingen door de narcose optreden. Etomidate werd verkocht als een goed geneesmiddel om ook door middel van infusie toe te passen. Het werd als slaapmiddel bij langdurige operaties of op de Intensive Care toegepast. De enige bijwerkingen waren misselijkheid na de operatie en pijn bij het injecteren van de stof. Verder waren er geen rapporten die er op duidden dat er iets mis zou zijn.

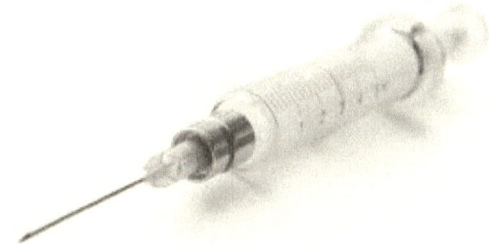

Figuur 43. De injectiespuit was een vast onderdeel van mijn werk

Die situatie duurde tot 1981

Op de afdeling voor cardio-thoracale operaties klaagden mijn collega's dat er 'problemen' waren die ze tevoren niet hadden gezien. Die klachten werd mogelijk veroorzaakt door de nieuwe hart-long-machine. Men noemde de afwijkende toestand aan het eind van de narcose consequent het 'pomp-syndroom'. Binnen dat specialisme dacht men aan een 'soort ontsteking' door het gebruik van een hartlong machine. (Vergelijk dat met de uitspreken op pag. 21 en 42).

Toen werd mij gevraagd: *'Collega wilt u ook eens proberen om Etomidate met een infuus toe te dienen bij grote vaatoperaties? Die operaties duren evenlang als hartoperaties, maar daarbij wordt geen hart-long-machine gebruikt'*. Toen kon ik voor het eerst met dat geneesmiddel in hogere dosis werken. Bij de eerste patiënt ging het al mis. Iedereen die erbij stond vond dat het nogal meeviel, maar de patiënt vertoonde lethargie aan het eind van de operatie en dat was ik niet gewend; ik kreeg de bloeddruk niet op een peil; het bleef kwakkelen in de recoveryfase en ik moest meer zout-infusen toedienen dan me lief was; de patiënt liet dat vocht ook niet los waardoor er een positieve vochtbalans ontstond; de temperatuur van de patiënt steeg al direct na de operatie; de patiënt kon niet los van de beademing. Kortom het klinische beeld werd steeds indrukwekkender. Nu komt deze situatie ook voor als men geen of te weinig bijnierschors hormonen heeft. Dus werd er eerst bloed afgenomen om de stresshormonen te meten en pas daarna kreeg de patiënt *stresshormonen (Cortisol)* toegediend. Dat was toen binnen het Cardio-Thoracale protocol de standaard. De patiënt knapte toen snel op, plaste zijn overtollig water weer uit en de koorts verdween en werd weer wakker.

Aan het eind van dezelfde week, bij een andere patiënt, hetzelfde anesthesie-protocol herhaald met herhaling van zetten. Omdat het bepalen van cortisol (het stresshormoon) drie dagen kost, kreeg ik de uitslagen van de eerste patiënt binnen terwijl we bezig waren met de tweede patiënt. De uitslag van de eerste Etomidate-infuus patiënt wees er op dat de stresshormonen inderdaad zo goed als afwezig waren, ze waren pathologisch laag. Dat wil zeggen: abnormaal laag, en ook zo laag dat er ziekteverschijnselen bij kunnen optreden. Cortisol is een heel belangrijk hormoon voor de genezing van mensen na een operatie, het beschermt patiënten tegen stress. Dus ook bij de tweede patiënt werd bloed afgenomen voor cortisol bepaling en pas daarna stresshormonen toegediend volgens het protocol.

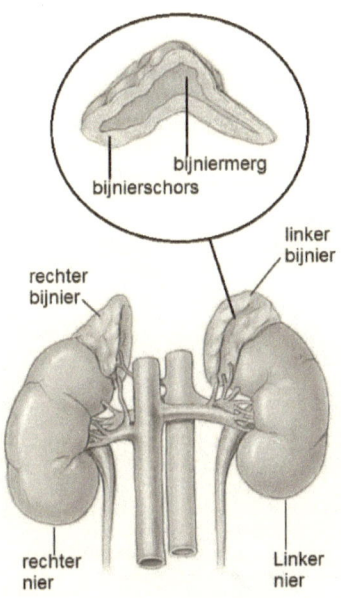

Figuur 44. De plaats en de structuur van de bijnieren

De tweede uitslag toonde dezelfde pathologisch lage spiegel van het stresshormoon in het bloed. Het leek er dus sterk op dat de functie van de bijnieren, dat zijn kleine orgaantjes boven op de nier waar de stresshormonen worden gemaakt, verstoord raakte door toediening van het slaapmiddel Etomidate per infusie. Naar aanleiding van deze ongewone bevinding is een prospectief, gerandomiseerd onderzoek ontworpen om te toetsen of werking van de bijnieren inderdaad werd beïnvloed door de toediening van een standaard anesthesie-techniek in vergelijking met de nieuwe Etomidate infusie.

Ik wilde wetenschappelijk aantonen dat mijn waarnemingen reproduceerbaar waren en dat mijn hypothese klopte.

Het onderzoek verliep voorspoedig. De resultaten bevestigden het vermoeden. Tijdens operaties met een standaard anesthesietechniek (Droperidol) steeg het stresshormoon in het bloed. Bij operaties met de Etomidate infusie daalde de cortisol spiegel sterk naar een waarde die overeenkwam met het niveau zoals men ook meet na het verwijderen van de bijnieren.

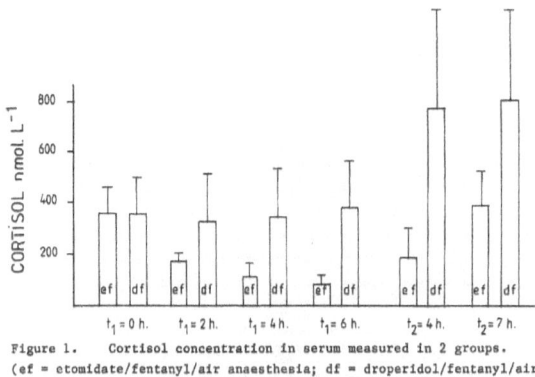

Figure 1.   Cortisol concentration in serum measured in 2 groups.
(ef = etomidate/fentanyl/air anaesthesia; df = droperidol/fentanyl/air
anaesthesia; t1 = intraoperative time in hours; t2 = postoperative time
in hours).

Figuur 45. Etomidate infusie met Fentanyl vergeleken met klassieke neurolept anaglesie (Droperidol en Fentanyl) (proefschrift Boidin)

In de keuken van de farmacologie

Dat onthutsende feit was natuurlijk wereldnieuws. Een sinds jaar en dag geregistreerd geneesmiddel, en dan zulke bijwerkingen! De bevindingen heb ik onmiddellijk aan het bureau bijwerkingen van de inspectie voor de gezondheidszorg medegedeeld. In de week daarna werd ik uitgenodigd om met de toenmalige directeur-eigenaar van het bedrijf dat Etomidate op de markt bracht te praten. Zijn team van deskundigen zag direct in dat het inderdaad om een ernstige, niet ontdekte, bijwerking ging. Tijdens de discussie daarover kreeg ik nauwkeurig uitleg over het voor-onderzoek dat bij de ontwikkeling van imidazolen en ook van het slaapmiddel Etomidate was verricht. Zij hadden wel aanwijzingen dat er 'iets met cotisol' aan de hand was, maar zij achtten het belang daarvan niet zo groot. Zij hadden bijvoorbeeld ontdekt, bij onderzoek naar anti-gist middelen, dat één van de *cytochromen p450* kon geblokkeerd raakte. Er kon echter niet worden aangetoond dat Etomidate invloed had op de spiegels van stresshormonen in het bloed van *honden*. In dat gesprek werd steeds benadrukt dat alle *dierproeven* gunstig waren verlopen en dat er nooit een cortisoldaling was aangetoond. Toen ik vroeg of er dan werkelijk helemaal niets was misgegaan, kreeg ik te horen dat alle *cavia's* die behandeld waren met Etomidate waren doodgegaan. Niemand begreep daar betekenis van. Het onderzoek met die cavia's was keurig gepubliceerd, maar aangezien dat geen verplichte proefdieren zijn voor geneesmiddel registratie, had men daar verder geen aandacht aan geschonken.

Ik ging na deze heftige bespreking terug naar huis en vertelde aan mijn echtgenote dat het gesprek goed was verlopen, maar dat alleen cavia's niet goed tegen Etomidate konden. Waarop zij antwoordde dat die beestjes *geen vitamine C konden maken*. Zij was lerares en gaf gezondheidskunde op middelbare scholen en had die kennis tijdens haar opleiding diëtetiek meegekregen. Intensivisten verzorgen normaal genomen de voeding voor hun patiënten, dus ik had volop zuivere vitamine C in mijn intensive care geneesmiddel kast. Na de mededeling over die cavia's werd een plan gemaakt om in tweede instantie, zodra de mogelijkheid zich voordeed, te bestuderen wat er zou gebeuren als dat vitamine, in de juiste vorm, werd toegediend aan Etomidate-infuus patiënten.

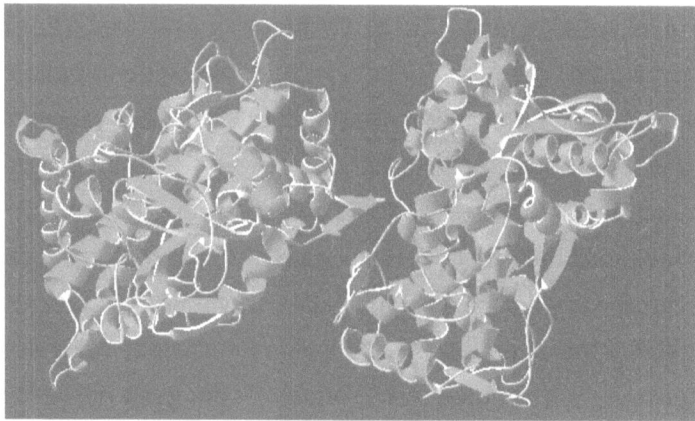

Figuur 46. Enkele cytochromen p450

De synthese van Cortisol

Ondertussen werd op de operatiekamer, in een serie Etomidate-infuus patiënten, alle stress hormonen en hun voorlopers gemeten. Er werd een wetenschappelijke analyse gemaakt in samenwerking met de endocrinologen van de afdeling interne geneeskunde, en met de mensen van het klinisch chemisch laboratorium. Daaruit bleek dat de blokkade door Etomidate werkelijk helemaal aan het begin van de biochemische keten van de stresshormonen zat. De eerste stap in de biochemische synthese van cortisol is dat de stof cholesterol wordt gehydroxyleerd op de 20ste en 21ste plaats. Zoals getoond in figuur 47 worden er twee hydroxyl groepen, een zuurstof (O) en een waterstof atoom (H), aan het cholesterol molecuul toegevoegd. Na die eerste stap, die gepaard gaat met een grote energie-overdracht, produceert de cel, bijna als vanzelf, stresshormonen (cortisol en aldosteron). Die eerste stap wordt door het lichaam heel nauwkeurig aangestuurd zodat er niet te veel of te weinig stresshormonen worden gemaakt.

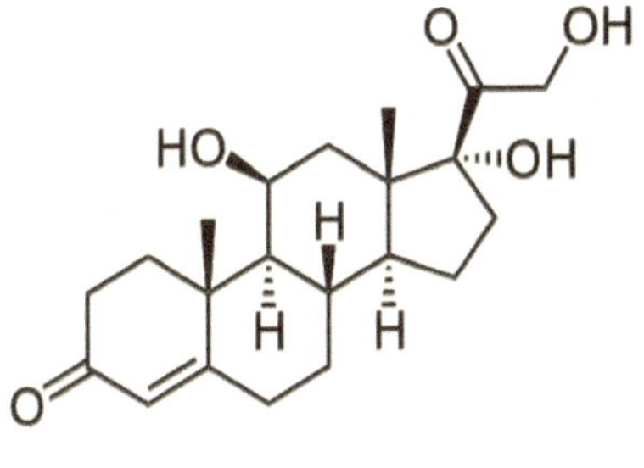

Figuur 47. De structuur van gehydoxyleerde cholestrol, de basis van het nieuw te vormen stresshormoon cortisol

Bij stresshormonen wordt de eerste stap geïnduceerd door het Adreno-Cortico-Troop-Hormoon (ACTH) dat tijdens 'stress' door de hersenen in de bloedbaan wordt afgescheiden. Door middel van de bloedsomloop komen die hersen-hormonen in de bijnier terecht. Het aansturende hormoon ACTH stimuleert specifiek de adenyl-cyclase van bijniercellen en maakt daarmee energie vrij voor de omzetting van cholesterol. Zodra en zolang het ACTH contact maakt met het celoppervlak van de bijnier, maakt het orgaan stresshormoon. Deze mini-orgaantjes kunnen heel veel stresshormoon leveren in luttele seconden. De aanwas van hormoon spiegels in het bloed is zo groot dat zij niet te verklaren is op grond van het normale energie-aanbod in de bijniercellen. Ik bedoel daarmee dat de normale verbranding in de cel met behulp van de citroenzuur cyclus in zo korte tijd nooit zoveel energie en elektronen kan leveren dat daaruit een dergelijk snelle stijging van cortisol verklaard kan worden. Om zoveel moleculen cholesterol in zo korte tijd om te zetten in cortisol moest er dus gezocht worden naar een alternatieve verklaring voor de bron van energie. De hypothese voor een nieuwe serie onderzoeken was dat ascorbinezuur mogelijk de energie en elektronen kon leveren voor dat proces. De suggestie van mijn echtgenote zou dus getest worden bij Etomidate infuus patiënten op een operatiekamer.

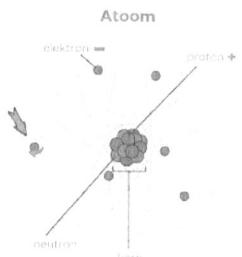

Figuur 48. de opbouw van een atoom met protonen en elektronen

Geen leuke tijd

Het zou mooi zijn als alle beginnende onderzoekers steun konden krijgen van hun omgeving. Regelmaat, rust, orde en het juiste budget bevorderen de zelfdiscipline die nodig is voor onderzoek. Maar zo werkt het niet. Toxicologie bedrijven in een lopende kliniek, op een bestaand geneesmiddel, zoals boven beschreven, tussen de regels door, zonder budget, brengt veel frustratie mee. Dit soort onderzoek verloopt vaak moeizaam vooral ook omdat er zoveel belangen worden doorkruist. Hier volgen enkele van de hobbels die ik moest nemen. Zo op stel en sprong had niemand enig budget om een dergelijk onderzoek te doen. Vriendendiensten en hulp vanuit de basis zorgden ervoor dat ik het meest essentiële, de serum cortisol bepalingen wel kon doen. Het onderzoek moest daarom doelmatig en sober, stap voor stap, worden uitgevoerd. Er bestond geen laboratorium model voor dit genre van onderzoek. Omdat het om bijwerkingen ging leek het wel of niemand zich aan dit het onderwerp wilde branden, de medewerking vanuit de academische afdeling anesthesiologie was minimaal. In het jaar van de ontdekking van de bijwerking overleed ineens mijn wetenschappelijke coach Sandor Agoston. De Nederlandse Vereniging van Anesthesiologie deed helemaal niets met deze voor anesthesiologen zo interessante bijwerking. Het jaar daarna discussieerde een jonge collega met een groep intensivisten in de wandelgangen van een congres. In zijn enthousiasme noemde daarbij terloops onze bevindingen met Etomidate. Dat gebeurde nog voor ik mijn eerste publicaties in de medische tijdschriften geplaatst kon krijgen. Wat schetste mijn verbazing, in 'the Lancet' van een maand later kon ik de conclusie van mijn onderzoek al lezen. Tot mijn verbijstering leverden de auteurs van dat stuk alleen een suggestie en niet eens een bewijs! Ik kreeg het gevoel dat ik 'uit de markt' werd gedrukt door het aanbieden van deze, wat ik toen ervoer als, inferieure info. Voor mij was de teleurstelling groot, bovendien kwamen mijn, niet geheel voltooide, publicaties in de gevarenzone. Bij de leiding van mijn afdeling stuitte ik op hevig verzet, want zij waren op zijn minst 'not amused'. Het topmiddel waar ze vaak over publiceerden werd hun ontnomen. De Etomidate infusie techniek kon immers niet langer als veilig worden beschouwd. Mijn hoogleraar keerde zich, misschien wel onder druk van de industrie, tegen mij en ik kreeg geen vaste academische aanstelling. De ruzies liepen steeds verder op en in 1983 was de situatie zodanig geëscaleerd dat mijn vertrek onvermijdelijk werd. Mijn reserves waren opgestookt.

Herstel

De benoeming tot algemeen anesthesioloog in Breda behoort, na mijn huwelijk en het krijgen van mijn kinderen, tot het beste dat mij is overkomen. De chirurgen in het oude Ignatius hadden juist enkele complicaties gehad. Bij navraag bleken mijn anesthesie collega's, naar de 'state of the art' ook Etomidate infusies te hebben gebruikt. Door mijn onderzoeken in Groningen was het probleem van bijwerkingen met Etomidate in het *Ignatius Ziekenhuis Breda* in ieder geval snel opgelost door de stof gewoon in de kast te laten. Omdat ik aantoonde de materie goed te beheersen, won ik al snel het vertrouwen van de anesthesiologen, van de farmaceuten en van de chirurgen. Daarmee kreeg ik toestemming om de experimenten met de laatste ampullen Etomidate voort te zetten. Zonder complicaties kon ik mijn series afmaken, die ik in Groningen door de nood gedwongen had moeten stoppen.

Alle experimenten werden die in dit boek worden aangehaald zijn bewust gedaan onder de strikte normen van de 'Verklaring van Helsinki' en dat wel in het kader van 'good clinical practice', dus met medeweten van patiënten, mijn directe collega's, de directies en de vigerende wetenschappelijke commissies van de respectievelijke ziekenhuizen. Ik dank vanaf deze plaats alle chirurgen en patiënten die mij mijn gang lieten gaan op de operatiekamer. Zij wisten dat ik de problemen kon beheersen en dat ik een 'zero tolerance' beleid voerde inzake het welbevinden van patiënten.

Voldoende materiaal voor een proefschrift

Het laatste Etomidate experiment, waarvan ik vond dat het nodig was en dat nog gedaan moest worden, reisde mee naar Breda. Dat was het bovengenoemde plan om te bekijken of ascorbinezuur een positief effect op de cortisol synthese kon hebben na een blokkade met Etomidate. Het werd een prospectief, gerandomiseerd, dubbelblind onderzoek op twee reeksen patiënten die allemaal Etomidate infusies kregen. Een groep kreeg vitamine C en de andere groep kreeg een stimulator voor stresshormoon (ACTH-21). Patiënten met ACTH bleven tegen de verwachting in een lage stresshormoon spiegel houden, maar de mensen die vitamine C kregen, werden allemaal beter met een normale, verhoogde stresshormoon spiegels.

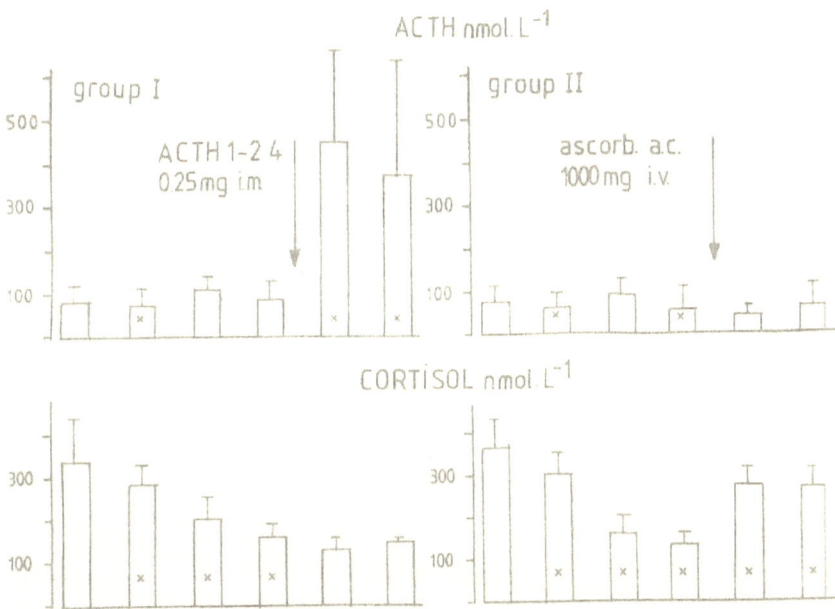

Figuur 49. ACTH versus ascorbinezuur na Etomidate infuus. Links het effect op de cortisolspiegel na het inspuiten van synthetisch ACTH, rechts het effect van het inspuiten van vitamine C.

Uiteindelijk kreeg ik ook mijn vijf wetenschappelijke artikelen nog in internationale medische bladen geplaatst. En zo begon ik aan mijn proefschrift aan de Erasmus Universiteit te Rotterdam. Mijn promotor, *professor doctor Wilhelm Erdmann* koos daarbij voor een tamelijk gedekte titel, omdat de reële angst bestond dat het proefschrift zou worden getorpedeerd als 'men' erachter zou komen dat daarin Etomidate toxiciteit werd beschreven. We hadden met het naar buiten brengen van die kennis ondertussen tal van nare ervaringen opgedaan. Het ging per slot van rekening om geld, om heel veel geld. Als het geneesmiddel per acuut zou expireren, kon dat een strop opleveren voor het bedrijf. Het was niet te verwachten dat de farmaceutische industrie zich daarbij gelijk zou neerleggen.

Dus ik promoveerde op een proefschrift met de titel: **<u>"Anaesthesia and its interactions with the components of critical care medicine"</u>**

Dat paste mij ook goed, want ik wilde mij van jongs af ontwikkelen in het veld van dringende medische hulpverlening. Ik wilde het liefst rampendeskundige worden. Dat is uiteindelijk ook gelukt, maar ondertussen moest ik toch narcose geven en het idee rijpte om niet alleen Etomidate te onderzoeken, maar ook haar biochemische broertjes en zusjes. Vanaf het begin had ik het idee dat de blokkade van de cortisol synthese niet zozeer aan de stof zelf lag, maar aan een onderdeel binnen de structuurformule. Naar mijn mening was de ontdekte bijwerking te wijten aan de imidazol-structuur (vijfring met twee stikstof atomen). Imidazolen begeleiden normaal de ijzerkern in een enzymsysteem, maar als er overmaat imidazolen zou worden aangeboden kon er volgens mij wel eens een blokkade van juist die structuren optreden. Daarom leek het buitengewoon interessant om ook andere imidazolen te testen.

Voortzetting van de onderzoekslijn

Van de twee stoffen (beide H2 antagonisten) die in de tachtiger jaren op de operatiekamer *routinematig* werden toegediend om het stress-ulcus (maagzweer door de stress van de operatie) te voorkomen, was Tagamet ook een imidazol, maar de concurrerende stof Zantac had een furaan ring. De tegenstelling in de structuur van die stoffen bleek een solide basis voor de volgende reeks experimenten.

Na het begin van een narcose voor een operatie van de grote vaten werden patiënten prospectief, dubbelblind behandeld met of Tagamet of met Zantac. Uit de experimenten met de twee maagzuur-remmers bleek duidelijk dat Tagamet, net als Etomidate, het maken van stresshormoon kon blokkeren, Zantac had die eigenschap niet. De beroemde maagzuur remmer Tagamet werd over de hele wereld door miljoenen mensen dagelijks geslikt, maar viel jammerlijk door de mand. Het bedrijf met Zantac in haar assortiment profiteerde daarvan omdat haar geneesmiddel die bijwerking niet had.

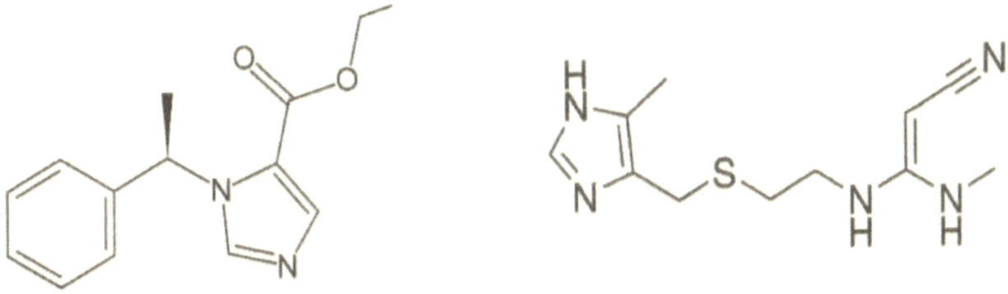

Figuur 50. Tagamet en Etomidate (broertje en zusje)

In het imidazol experiment met een groep patiënten die Tagamet kregen toegediend, kon ACTH, net als bij Etomidate, de spiegels van het stresshormoon niet verhogen. Met vitamine C lukte dat, ook in dit geval, weer wonderwel. Anders gezegd, in de reeks experimenten met Tagamet bleek het mogelijk om een compleet herstel van de stresshormoonspiegels te bewerkstelligen met vitamine C.

De opgedane kennis met observaties en deelconclusies bracht mij tot de volgende eindconclusie:

'de blokkade van de synthese van stresshormoon door imidazolen zit niet in de cortisol synthese, maar vindt zijn oorzaak in een blokkade van de regeneratie van Vitamine C'

Die conclusie werd in het navolgende werking schema samengevat. De gegevens en die conclusie zijn ook zo in de literatuur gekomen en bij een wetenschappelijk wedstrijd kreeg ik daarvoor de landelijke Intensive Care Award.

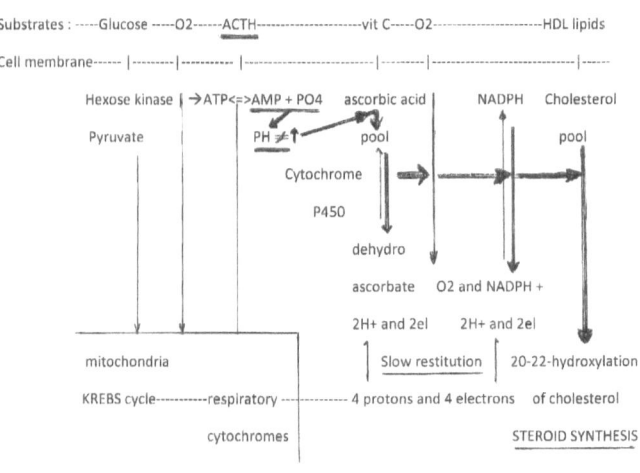

Figuur 51. De hypothese met betrekking tot de werking van het vitamine C na afsluiten van de studies over imidazol toxiciteit. Het primitieve tekenwerk was het gevolg van de oude computer programma's. Het ging gewoon niet veel beter.

DE ROL VAN VITAMINE C BIJ VERGIFTGING DOOR IMIDAZOLEN

Er zijn thans dierstudies die bevestigen dat bij toediening van Etomidate, of een ander imidazol in relatief lage doseringen, één van de cytochromen p 450 (c11) kan worden geblokkeerd. Als eerste gaat de werking van 11-beta-hydoxylase voor een deel verloren. Nu komt dat cytochroom veel voor, en het systeem is wellicht niet volledig geblokkeerd, daarom treedt er slechts een partiële blokkade op van de stresshormoon synthese. Hoewel de laboratorium experimenten statistisch significant zijn, merkt men daar klinisch niet zoveel van omdat het hele stresshormoon systeem daarvoor kan compenseren.

Dient men dier-experimenteel nog wat meer imidazol toe, dan wordt ook de werking van een tweede enzym, het 3-beta-hydroxylase, meetbaar aangedaan. Ook die blokkade is significant, maar ook weer incompleet. De blokkade is eveneens significant, maar ook weer niet belangrijk genoeg om er ziek van te worden. Beide blokkades tezamen geven uiteindelijk geen duidelijke verlaging van het eindproduct cortisol. Het stress systeem in de bijnieren compenseert ook hier door in totaal iets harder te werken.

Deze twee feiten ondersteunen de stelling:

Etomidate is niet gevaarlijk en heeft slechts een lichte invloed op de cortisol synthese die klinisch niet relevant lijkt.

Men moet goed beseffen dat die uitspraak alleen gebaseerd is op dier-proeven. Uit onze onderzoeken is duidelijk gebleken mensen echt ziek kunnen worden van Etomidate en dat cavia's er in het laboratorium zelfs aan kunnen sterven. Dat staat in een schril contrast tot deze uitspraak. Het is dus de vraag of die uitspraak wel valide is. Nog steeds worden door de industrie dierproeven gefinancierd om te bewijzen dat Etomidate een veilig middel zou zijn.

En dat is ook het geval bij bijna alle dieren, maar *bij mensen en cavia's niet*! De door onze groep verrichte proeven met Etomidate en Tagamet toonden zonder enige twijfel aan dat er een pathologische blokkade van de stresshormoon-synthese kan ontstaan als men bij mensen relatief veel imidazol toediende. De dierproeven falen dus in dit opzicht. De verschijnselen treden alleen op bij mensen en cavia's. Bovendien kan bij die species een blokkade behandeld worden met vitamine C. Dan komt de steroid synthese weer volledig op gang. Daarom moet men de specifieke vergiftiging (toxiciteit) door imidazolen welhaast in het ascorbine zuur-systeem zoeken en niet in de steroid synthese. Bij de proeven van Holst in 1912 (op p. 42) bleek dat bijna alle dieren zelf vitamine C kunnen maken. Daarom zullen dieren over het algemeen niet ziek worden als ze imidazolen krijgen.

Bij imidazol vergiftiging lijkt het er dus sterk op dat primair het ascorbinezuur metabolisme faalt en dat dan secundair de synthese van stresshormonen uitvalt.

Recent b561 onderzoek

Sinds 1986 is er eenduidig bewijs beschikbaar dat een cytochroom met de code b561 (CYP b561) geblokkeerd raakt als men imidazol houdende stoffen in de bloedbaan brengt. Een polair imidazol kan zich binden aan de ijzerkern in dit cytochroom waardoor de elektronenoverdracht wordt geblokkeerd. Dit gegeven staat niet direct in verband met de cortisol synthese, maar indirect is dat wel degelijk het geval. CYP b561 blijkt het specifieke cytochroom dat nodig is om ascorbinezuur (AA) te regenereren, om het vitamine weer actief te krijgen. Geregenereerd AA is bij mensen en bij de cavia noodzakelijk voor de elektronenoverdracht bij hun cortisol-synthese. Zij kunnen zelf geen vers ascorbinezuur.

Met nadruk stel ik hier dat het om een hypothese gaat die een hoge mate van waarschijnlijkheid in zich heeft. Het feit moet nog onder laboratorium omstandigheden worden bewezen. Het mechanisme laat zich mijns inziens als volgt beschrijven: Naarmate het CYP b561 wordt geblokkeerd, kan ze geen AA meer regenereren -het ascorbinezuur gaat over in dehydro-ascorbinezuur (DHAA) - die stof wordt volledig uitgescheiden met de urine, en zo loopt de voorraad AA leeg. Als dan de actieve AA voorraad verdwenen is, wordt geen cortisol meer gevormd. Het gestelde is dan ook in overeenstemming met onze experimenten dat de blokkade gepasseerd kan worden als men actief vitamine C toedient na blokkade van de steroid synthese met Etomidate of Tagamet. Ondanks het feit dat CYP b561 volledig geblokkeerd was door een imidazol kon toediening van vers AA de cortisolspiegel toch verhogen. Voor andere imidazol houdende geneesmiddelen is deze serie proeven nooit gedaan, maar men mag verwachten dat Cavia proeven dezelfde uitkomst zullen geven.

Enkele jaren geleden zijn door de groep van Ulleras proeven gedaan met het H295R cel-model, dat zijn menselijke bijniercellen die men samenbrengt met allerlei stoffen. Het blijkt dat Etomidate, Ketoconazol, maar ook andere imidazolen tot de krachtigste remmers van dat bijniercel-systeem behoren. Men kan dus sinds 2008, in het laboratorium, in een reageerbuis, testen uitvoeren die indicatief zijn voor de toxiciteit, giftigheid zo u wilt, van imidazolen. Men heeft dus geen proefdieren meer nodig om te weten of een stof de bijnieren nadelig beïnvloedt. Bestaande geneesmiddelen die deze test negatief beïnvloeden blijven echter gewoon op de markt, want de test hoort niet tot de groep standaard experimenten bij de toelating voor geneesmiddel registratie. Het geneesmiddel registratie systeem is daar kennelijk niet op berekend. Zo kan het voorkomen dat er nog een tiental geneesmiddelen op de markt zijn die nog niet getest zijn in dat systeem. Nog steeds moeten allerlei dierproeven de doorslag geven om imidazol toxiciteit aan te tonen, maar zoals we in bovenstaand deel gezien hebben leidt het testen van imidazolen in dierproeven tot het trekken van invalide conclusies.

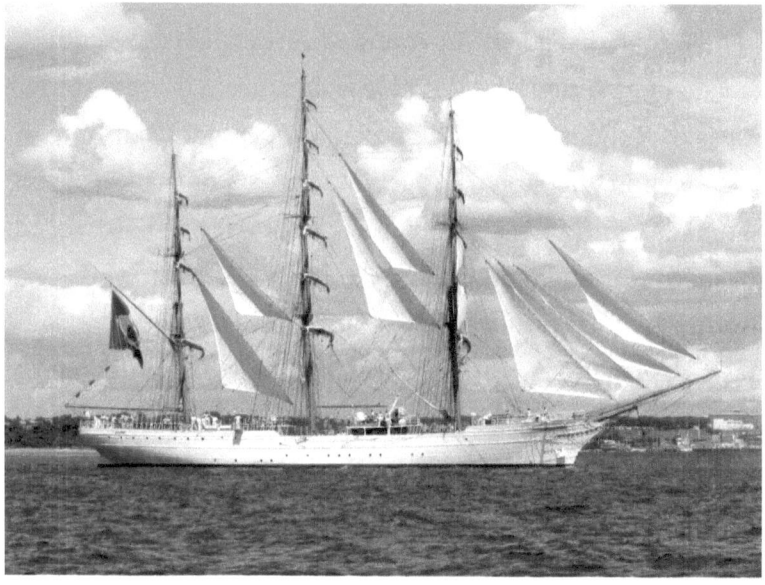

Figuur 52. Cisne Branco is het opleidingsschip van Brazilië, in 1998 gebouwd in Amsterdam door Damen Shipyards Group, op die boot is nooit scheurbuik opgetreden

Hoeveel Vitamine heeft men nodig?

Omdat het afgebroken ascorbinezuur in normale omstandigheden gewoon wordt hersteld door het CYP b561 heeft een mens maar heel weinig vitamine C nodig. De 'total body pool' ascorbine wordt geschat op 300 milligram. In één tablet zit 500 of 100 milligram. Men verliest in feite slechts enkele milligrammen per dag, de rest van het beschikbare AA komt door regeneratie tot stand. Het kleine beetje ascorbinezuur dat dagelijks verloren gaat, moet wel worden aangevuld anders wordt men op den duur (na 24 weken) ernstig ziek. Is er een blokkade van de regeneratie door imidazolen dan plast men in een paar uur alle vitamine C uit en wel in de half- of helemaal afgebroken vorm. De hele pool ascorbinezuur stroomt dan in enkele uren leeg en er ontstaat dan per definitie een vorm van scheurbuik. Door het toedienen van imidazolen is het dus theoretisch mogelijk om binnen vier uur een volledige scheurbuik te veroorzaken. Cavia's doen daar normaal bijna 30 dagen over, op oude schepen deden de matrozen daar tot 24 weken over, maar nu is het met Etomidate, Tagamet, of met een andere imidazol houdende stof, mogelijk om dat in een laboratorium model in een klein aantal uren scheurbuik te realiseren. Het mechanisme, uitputten van de totale ascorbinezuur voorraad, is hetzelfde alleen de tijdsfactor is anders.

Als imidazol toxiciteit op die manier inderdaad ingrijpt in de synthese van stresshormoon, dan geldt dat principe ook voor andere hormonen met dezelfde genese. De omzetting van AA vindt ook plaats als er schildklier-hormoon wordt gevormd. Door het gebrek aan schildklier hormoon wordt men eveneens apathisch en melancholiek. Als er geen vitamine C is, vindt er een chemische castratie plaats omdat er geen sexhormoon meer wordt gevormd, dat moet op de schepen een hoop rust hebben gegeven. De stolling gaat stuk omdat er geen thromboxane wordt gesynthetiseerd, en het falen van de stolling resulteert weer in punt-bloedingen. Omdat proline zonder ascorbinezuur geen hydroxyproline wordt, kan bindweefsel niet samentrekken en is de primaire wondgenezing gewoon slecht. In de tijd erna gaat langzaam de rek uit het bindweefsel, een verschijnsel dat zo typisch is voor scheurbuik. Op die manier is het klinisch beeld bijna compleet. De genoemde verschijnselen zijn allemaal fenomenen die men in de acute fase natuurlijk nog niet ziet. Er is dus een grot verschil in ziektebeeld of de scheurbuik acuut of langzaam ontstaat. Er is nog heel wat onderzoek te doen voordat we het naadje van de kous zullen weten.

Naar analogie van een andere bijwerkingen kan men deze vorm van vergiftiging natuurlijk ook positief inzetten. Men kan de schildklier functie met imidazolen vertragen (Strumazol). Wat bij die behandeling de invloed is van ascorbinezuur is mij nog niet duidelijk. Men kan deze vergiftiging ook gebruiken om de prostaatwerking te vertragen bij prostaat carcinoom om daarbij het cel volume terug te brengen (Zoladex). Imidazolen kunnen ook gebruikt worden om de stolling te beïnvloeden (op de plaatjes die vol ascorbinezuur zitten). Bij al die initiatieven is het zeker van belang om de invloed van het innemen van vitamine C daarbij te betrekken. Wellicht kan een dieet met een bepaalde hoeveelheid vitamine de behandeling versterken.

Ik pleit er dan ook voor om niet alle stoffen die een imidazol in de structuurformule hebben kritiekloos over boord te zetten. Wat goed is zal men toch hopelijk willen behouden. Door de verbeterde kennis van de toxiciteit van imidazolen zou een aantal geneesmiddelen aan een nader onderzoek moeten worden onderworpen. Waar er een alternatief is, kan wellicht voor een ander type geneesmiddel worden gekozen zoals in het voorbeeld van Tagamet met een imidazol- en Zantac met haar furaan ring.

Overweging

In 1985 gaf de fabrikant al een waarschuwing af voor het gebruik van hoge doses Etomidate in infusie therapie. Hoe komt het toch dat het probleem met deze bijwerking zo lang sleept? Als iemand een medicijn krijgt voorgeschreven, is die patiënt meestal niet erg bezig met de bijwerkingen. Hij/zij let meer op het therapeutische effect. Bijwerkingen in verband met imidazolen treden ook niet zo vaak op. Iedereen eet immers groeten, fruit en verse sinaasappelen, door het toedienen van vers vitamine C merkt men niet zo veel van een intoxicatie met imidazolen. De klinische verschijnselen van deze bijwerking zijn in eerste instantie beslist niet indrukwekkend, moeheid en lethargie. Alleen in uitzonderlijke gevallen lopen de gevolgen ernstig uit de hand. Bijwerkingen door imidazolen treden waarschijnlijk op als men al dan niet partieel ondervoed is (een tekort aan vitamine C) of bij een combinatie toediening van meerdere imidazolen tegelijkertijd. Ze worden pas echt levensbedreigend als men de oorzaak niet herkent.

Scheurbuik en verder onderzoek

Mijn aandeel in dit geheel was gericht op de onderbouwing van de hypothese dat imidazolen, toegediend in voldoende mate mensen ziek kunnen maken, dat zij scheurbuik kunnen veroorzaken. Het is een hypothese die nog bewezen moet worden in een laboratorium setting. Alleen klinisch onderzoek is beslist onvoldoende als zuiver wetenschappelijk bewijs. Als men dit mechanisme van blokkade van de ascorbinezuur-regeneratie door imidazolen wetenschappelijk wil bewijzen dan moet men de serie van proeven, zoals verricht met Etomidate en Tagamet eventueel nog aangevuld met andere imidazolen, gaan herhalen bij cavia's of bij een speciale rattenstam.

Dat zijn namelijk de enige proefdieren die gevoelig zijn voor de imidazol toxiciteit die secondair verloopt via ascorbinezuur. Het is mijn verwachting dat de conclusie waartoe wij waren gekomen na ons klinisch onderzoek zal worden bevestigd.

Het lijkt nu mogelijk om in vier uur een volwassen patiënt of een cavia volledige scheurbuik te bezorgen met imidazolen. Als men in dat geval klinisch niets doet, en daarvan heb ik slechts twee slecht gedocumenteerde gevallen, dan komen waarschijnlijk de overige tekenen van scheurbuik tevoorschijn. Vitamine C therapie is net als bij de klassieke scheurbuik de therapie die dat probleem oplost. We weten daarover nog steeds veel te weinig. Verder onderzoek zou zinvol zijn.

Tot nu toe is het nog niet mogelijk gebleken om de relatie tussen imidazol *dosis* en biochemisch *effect* vast te stellen. Het lijkt er vooralsnog op dat, zolang de maximale CYP b561 blokkade niet is bereikt, de synthese van steroïden nog heel lang kan doorgaan. Als echter alle CYP b561 geblokkeerd is, dan kan de ascorbinezuur (AA) voorraad niet langer worden aangevuld. Dan zal de synthese van steroïden volledig stoppen met een eind-situatie die gelijk is aan een totale verwijdering van de bijnieren.

Men kan verwachten dat mensen met een absolute of relatieve ondervoeding, patiënten die geopereerd worden, of mensen op een intensive care veel gevoeliger zijn voor deze bijwerking door imidazolen. Verder onderzoek moet nog van de grond af worden opgestart. Er is naar mijn weten nooit een studie in die richting ondernomen.

In de laatste jaren is gebleken dat Etomidate, ook voor uiterst korte ingrepen op een IC bijvoorbeeld, geassocieerd kan worden met buitengewoon onvoorspelbare negatieve effecten. In de eerste uren zijn er nog maar weinig meetbare effecten, maar dat neemt allengs toe en ze kunnen meerdere dagen aanhouden. Bedreigend is het feit dat de bijwerkingen buiten de medische observatie kunnen optreden. Die situatie noopte een auteur te schrijven:

"Buy now, pay later?"

Net als vroeger bij de 'vloek van de zee' treden er bij dit atypische geval van scheurbuik door imidazolen ook ziekteverschijnselen op. In onze reeks werden echter alleen de gevolgen van het tekort aan steroïden gesignaleerd. Het is te verwachten dat imidazolen ook in andere orgaan systemen stoornissen veroorzaken, zoals in de schildklier, bindweefsel en bij seks-hormonen. Meer nog, te actieve schildklieren worden behandeld met Strumazol en prostaatkanker met Zoladex, dat beide sterke imidazolen, maar daar staat dit verhaal met ascorbinezuur niet bij. Verder onderzoek is nodig.

Het specifiek effect van het chronisch toedienen van imidazolen op orgaan-systemen is in het kader van imidazol toxiciteit nog nooit goed onderzocht, noch bij mensen noch bij cavia's. Dat komt misschien omdat de bijwerking meestal geen ernstige vormen aanneemt of snel, al dan niet bewust, behandeld wordt. Een glaasje appelsap kan al wonderen doen in dit geval.

In 2015 zijn er, naar mijn huidige kennis, nog zeker acht stoffen op de markt die gedoemd zijn om ook deze bijwerking te vertonen. Dat zijn: enoxymone, ondansetron, fenytoïne, clotrimoxazol, losartran, clonidine, novalgin, metamizol, en waarschijnlijk is deze lijst nog incompleet. Van die stoffen is weliswaar niet aangetoond dat ze toxisch zijn, maar ze zijn ook nog niet onderzocht, noch klinisch noch met het humaan H295R.

Het z.g. 'slaapeffect' van Etomidate loopt via het GABA systeem, daar heeft de imidazol structuur in het molecuul part nog deel aan. Daarom zou de imidazol ring, net als bij Tagamet, vervangen kunnen worden door een andere. Een Furaan- of pyrrol ring zou de imidazol het best kunnen vervangen. Ook dan moet blijken of de bijwerkingen inderdaad wegblijven. Het onderzoek naar beide varianten loopt reeds enige jaren en is nog in volle gang.

Voor veterinaire geneeskunde ligt er op het gebied van imidazolen nog een heel stuk braak, want al die dieren hebben meestal geen last van imidazolen, zelfs niet als die (te) royaal worden gegeven, dat is wel voldoende bewezen. Dat biedt kansen.

Het werk is dus nog lang niet af.

CONCLUSIES M.B.T. VITAMINE C EN IMIDAZOLEN

Hoeveel vitamine C zou men per dag moeten eten om geen scheurbuik te krijgen? Vastgesteld is dat ongeveer *5 milligram* voldoende is om het dagelijkse verlies van Ascorbinezuur te compenseren. Met die dagdosis kan men scheurbuik ook voldoende behandelen, Het is de hoeveelheid die in één appel zit.

De term *'an apple a day keeps the doctor away'* is dus een valide uitspraak in het geval van Vitamine C.

Teveel vitamine C, meer dan *6 gram* per dag, is schadelijk en geeft indigestie, maagpijn, diarree, hoofdpijn en huidafwijkingen

Het alternatief voor intraveneus vitamine is appelsap of sinaasappelsap op het nachtkastje, broccoli, kort gekookt, bij de maaltijd.

De conclusie uit de in dit boek genoemde onderzoeken:

> *"Imidazolen kunnen klassieke scheurbuik veroorzaken "*

Bepaalde Imidazol-houdende geneesmiddelen, in voldoende hoge dosis, remmen de werking van de bijniercellen. Toedienen van actief Ascorbinezuur (vitamine C) kan de blokkade opheffen. Deze bijwerking treedt alleen op bij mensen en cavia's.

Het is nog niet vastgesteld (maar wel waarschijnlijk) dat andere stoffen die een identiek hydroxylatie-proces moeten ondergaan op gelijke wijze worden geblokkeerd als de stress hormoon synthese.

Pyrazolen, Benzimidazolen en Benzimidazolines hebben deze eigenschap misschien niet (dat is echter nog nooit bestudeerd)

De vergiftiging met imidazolen kan worden behandeld met actief vitamine C tot 1000 mg per dag, al dan niet toegediend in een infuus van NaCl 0,9. Nooit in glucose 5%, want dan ontleedt het Vitamine nog in het toedieningssysteem. Het geven van dehydro-ascorbinezuur is geen optie omdat de imidazolen juist verhinderen dat deze stof wordt omgezet in ascorbinezuur. Het toedienen van stress hormonen is een symptomatische behandeling.

De vraagstelling bij wetenschappelijk onderzoek zou zich moeten richten op gerelateerde onderwerpen:

- alle geneesmiddelen met een imidazolgroep zouden getest moeten worden met het celmodel zoals aangegeven door de groep van Ulleras, het humaan H295R cel model
- de relatie tussen dosis en effect moet nog worden vastgesteld voor imidazol toxiciteit
- Het chronisch toedienen van imidazolen en haar alternatieven is nog niet onderzocht op de orgaansystemen van mensen
- Hoe werkt een snelle hydroxylatie en wat is de rol van het actief vitamine C daarin ?
- Door welke prikkel wordt vitamine C afgebroken tot semi-dehydro-ascorbine-zuur en hoe wordt die stof geregenereerd ?
- Speelt de fosfaatbuffer (ATP>AMP+PO4) een rol bij het omzetten van ascorbinezuur in semi-dehydro-ascorbine-zuur ?
- Hoe verloopt de zuurwaarde in de bijnier cel als die met ACTH wordt gestimuleerd
- Hoe wordt de energie-balans in de bijniercellen geregeld zodat er een dermate lage zuurgraad uitkomt (pH 2,1) ?

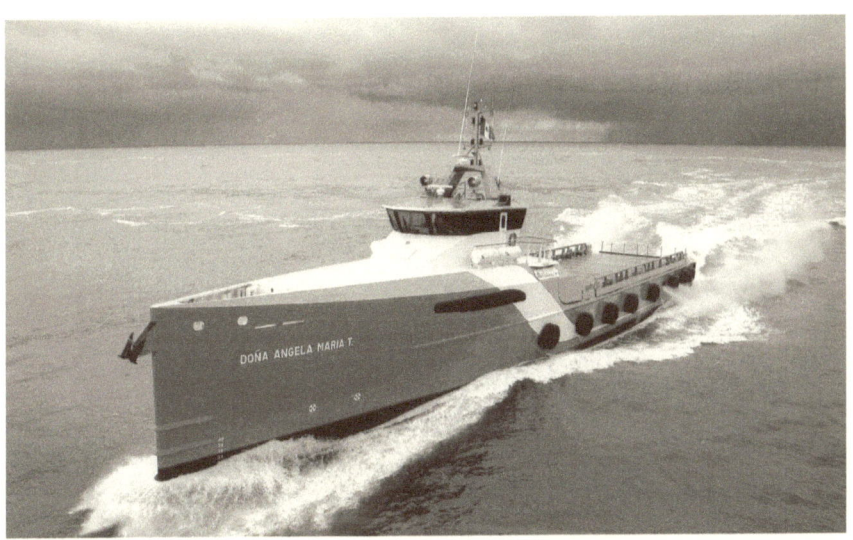

Figuur 53. Moderne scheepvaart. Winner shipdesign 2009. Schepen van de werf Damen, met een bijlboeg. Dit soort schepen doen slechts kort over zeereizen en ze hebben ijskasten vol met verse groenten en fruit. Scheurbuik, 'de vloek van de zee' zal daar niet voorkomen.

Draft voor een Engelstalige publicatie.

Decline and Fall of Etomidate

Thirty years of Etomidate toxicity

Marinus P. Boidin MD PhD + anesthetist / intensivist

boidinmp@ziggo.nl

Abstract

The purpose of this article is to summarize the learnings from the time that Etomidate was clinically used in continuous infusions. The hypnotic agent in doses of 3-6 mg/kg-1 was able to block the steroidogenesis almost completely in four hours. The active site of the Etomidate molecule is a chiral carbon, that is represented by a methyl-group in between an imidazole and a phenyl. The imidazole of the molecule appears to be irrelevant for the hypnotic action, but might very well contribute to the adverse effects.

The blockade of the biochemistry took place at the level of the side chain cleavage, requiring lots of fresh ascorbic acid. Etomidate appears to present its toxicity exclusively in human beings and in guinea pigs, other animals are not affected. An interesting effect was that the application of ascorbic acid was able to overcome this blockade. That effect was reproduced in trials with cimetidine, which is an imidazole too.

It appears that the cause for the adrenal blockade by imidazoles lies primarily in the ascorbic acid metabolism. The effect on steroid synthesis is probably a secondary effect. The author discusses the current use of medical imidazoles.

Keywords

Etomidate, carbo-Etomidate

adverse effects, pump syndrome, adrenal

cytochrome p450, cytochrome b561

ascorbic acid, ACTH, H295R

Introduction.

Etomidate, (R-(+)-ethyl-1(phenyl)-1H-imidazole-S-carboxylate (see figure 1.) is an unique hypnotic with rapid onset and minimal adverse effects. The drug readily received marketing approval by the FDA and other major regulatory agencies. The clinical introduction in the seventies was a great success (1, 2). It was the first hypnotic with a certain cardio-vascular stability and the depression of the ventilation was minimal (3). Etomidate didn't release its adverse effects before it was administered in higher dosages for prolonged hypnosis (5, 6, 7).

The purpose of this article is to summarize the learnings from the time we actually used high dose Etomidate and to discuss the clinical signs and the biochemical rootcause of adverse effects. This article will discuss the clinical and pharmacologic implications of the use of Etomidate and of imidazoles in general.

Every animal experiment, except for guinea pigs tests in which all animals died, showed a high therapeutic index for Etomidate compared to other hypnotic drugs (4). Pharmacology rendered in a 75 percent binding to blood proteins, a fair argument to reduce the dose in the elderly. As Etomidate had a short half-life of 75 minutes it was considered a suitable drug to administer in infusion for hours or even days. The first experiments were performed in the eighties of last century and this technique was then readily applied in thoracic anaesthesia, later it was used in major abdominal surgery too.

Figure 1.

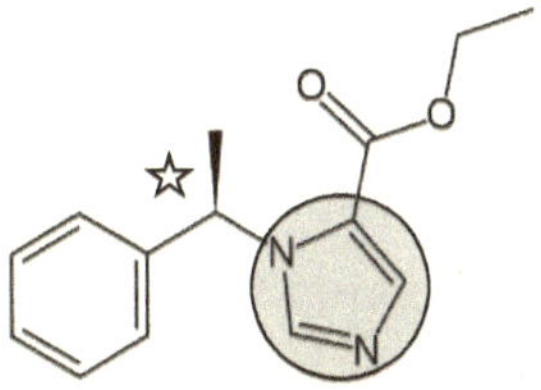

Etomidate (chiral carbon*)

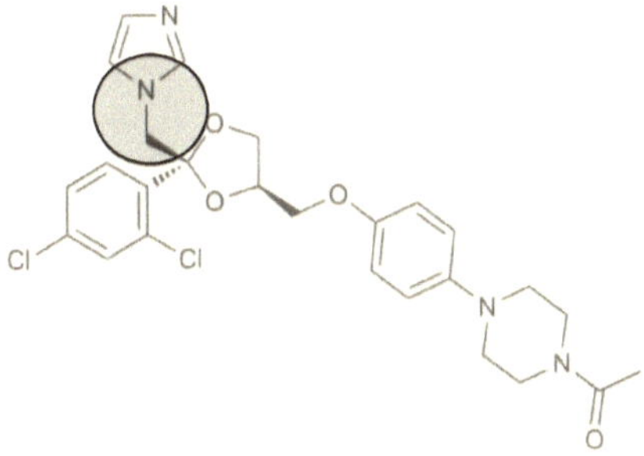

Ketokonazol

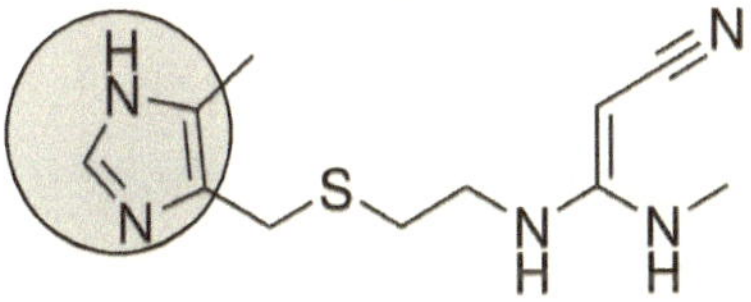

Tagamet / cimetidine

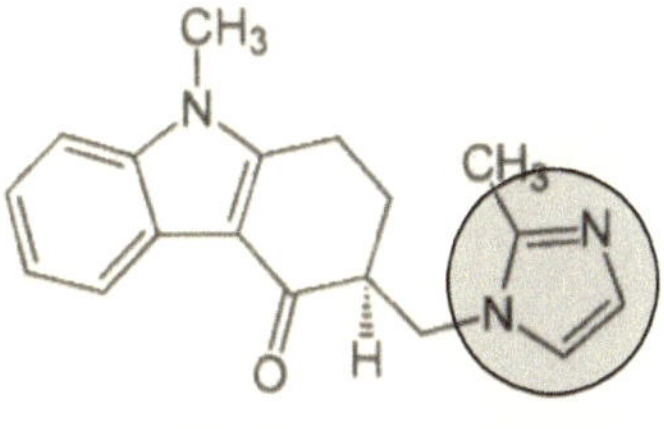

Ondansetron

Figure 1. The structure formulas of Etomidate, cimetidine,
Ketokonazol and Ondansetron with their imidazol nuclei which may
inhibit many cytochromes. The Etomidate chiral atom, the active site
for the GABA-a receptor, is indicated with an *.

Pro's and con's of Etomidate

The hypnotic drug conserves the sympatric reaction on laryngoscopy and intubation and doesn't causes apnoea, histamine release and allergic reactions are rare. There is almost no depression of the myocardial contraction or function, the pulse and blood pressure remain stable, this has been specifically investigated for cardiac patients with CAD (8). A major advantage is that cerebral blood flow isn't impaired. There is a fair correlation between bispectral index and the level of hypnosis. The duration of epileptic activity after convulsion therapy is significantly longer after Etomidate compared to metohexital and to Propofol.

The negative aspects of Etomidate, right after introduction in the clinic were considered mild initially (1). Pain at the site of injection was prevented by changing the medium for injection; myoclonic movements could be prevented by fractional injection technique, premedication or concomitant injection of muscle relaxants. Nausea and vomiting occurred in 40 percent of all patients and therefore many physicians started routine anti-vomiting treatment. The more serious side effects didn't appear until the drug was administered in high dose during the infusion therapy (6. 7).

The first indication of a serious adverse effect in the literature was a report in the Lancet on a retrograde cohort study which merely suggested, without any proof, that Etomidate increased mortality in ICU patients and that low Serum Cortisol Levels (SCL) were possible in those cases (6). Other authors reacted with the comment that Etomidate, in that case, developed the same adverse effect as the anti-fungus-drug Ketokonazol and Metyropone a standard blocker of Cortisol Synthesis (CS) (9). See table 2.

Applied drugs	E/F n=6	D/F n=6
Etomidate / Droperidol (mg)	265 ± 250-460	26 ± 15-25
Extra sedatifs (doses)	15	8
Extra analgetics (doses)	13	7
Cardiotonics (doses)	7	4
Antiarrhytmics (doses)	5	1
Diuretics (doses)	6	2
Fluid balance (l.)	4.1 ± 1.4	2.7 ±1.2
NaCl balance (mmol)	320 ± 260	90 ± 90
Delta-temp end of surgery (°C)	7 ± 4	2 ± 2
Serum cortisol end of surgery nmol / l-1	55 ± 20	320 ± 95

Table 1. List with clinical data during the actual prospective randomized study comparing two groups: Etomidate infusion / 1x fentanyl E/F versus droperidol bolus / 1x fentanyl D/F (5).

End of the study 7 h postoperative	E/F n=6	D/F n=6
Intubated (nr. pat)	5	1
Ventilated (nr. pat)	5	1
Awake in bed (nr. pat)	1	6
Serum cortisol 7 hours postop.	395 ± 70	630 ± 175
Treated with steroïds (nr. pat)	4	0
Interstitial fluid x-ray (nr. pat)	4	2
Time to intubation (h.)	23 ± 16	11 ± 5
Discharge from hospital (days)	19 ± 7	14 ± 5
Survivors (nr. of pat)	6	6

Table 2. End of study E/F versus D/F. A complete different clinical signs of patients in two groups. Administration of steroids occurred on a clinical indication with the same protocol as for the cardio-vascular patients in the same department

Ketokonazol and Metyropone were investigated for their ability to partially block the 11-beta-hydroxy-lase (11-BHL) and the 3-beta-hydroxy-steroid-dehydrogenase (3-beta HSD) enzyme systems (10). Scientists suggested that these blockades might be caused by a malfunction of the cytochrome p450 (CYP p450) and that Etomidate might have equal properties. In 1985 appeared the first randomized prospective study comparing *Etomidate induction and Etomidate infusion with intermittent fentanyl (E/F)* with 'classical neurolept anaesthesia' administered as *single dose droperidol with intermittent fentanyl (D/F)*. All patients in the E/F group ended the operation (of 4 hours) with low SCL's. Even seven hours after the surgical procedure was completed, and the etomidate half life passed five times, SCL's were comparable with surgical adrenal-ectomy (11). Unique for the E/F group was that the absence of SC was accompanied by clinical signs. Etomidate patients showed an inflammatory response syndrome with multiple organ failure, accompanied by fever, long oedema, retarded weaning. All patients showed a positive reaction to the administration of corticosteroids. See table 1.

The clinical character of this serious adverse effect in the E/F group was: low blood pressure with high pulse. The maintenance of blood pressure actually depended on the flowrate of saline infusions; the systolic pressure decreased infusing dextrose solutions at the same flowrate. The water and sodium balances became significantly positive in time and an increased delta-temperature was measured in the E/F group, indicating centralisation of the circulation (11). After the major vascular procedure was finished patients showed interstitial oedema in the lung, visible in the thorax x-ray, indications for postoperative ventilation occurred and postponed discharge from the ICU and from the hospital was observed in many patients.

Evaluation of side effects

Evaluation of adrenal steroids during Etomidate infusion in patients showed a moderate blockade of the 11-BHL and the 3-beta HSD indeed. This was later confirmed in animals studies, even in cases of low dose administration (0,3 mg/kg-1) (14). However in patients with Etomidate infusion (> 3 - 6 mg/kg-1 as in table 1.) a surprisingly new blockade occurred at the site of the 20-22-hydroxylation of cholesterol at the place of the Side Chain Cleavage (SSC), in figure 2 at the site of synthesis of pregnenolone, the precursor of all steroid hormones. In case of high doses of Etomidate no pregnenolone was synthesized whatsoever. Three major steroid lines, salt, sugar and sex in figure 2 came to a full stop (12). The manufacturer then officially advised not to administer Etomidate in infusions any longer.

Because of the cardio-vascular stability it might be expected that Etomidate should 'do' better than other hypnotics applied in the ICU. Meta-analysis was devoted to this subject to the question whether it would be beneficial to treat patients in this category routinely with steroid hormones. In the conclusions of many investigations it proved that Etomidate, even given as a low single dose, appeared as a negative aspect (14-20). The multicentre CORTICUS study for example showed that Etomidate would exert a negative effect even lasting up to fourteen hours after SD administration (14). The conclusion was that there was no beneficial effect to be expected administering steroids. Not every investigator shared this conclusion. Some attributed the negative results to an invalid method of stratification of the patient material. Authors however universally agreed on the advice: "Until the safety of Etomidate is demonstrated in patients with severe sepsis and septic shock this drug is best avoided for emergent intubations." (22).

THE ADRENAL STEROID SYNTHESIS

EXTRACELLULAR	HORMONE STIMULUS requires sufficient HDL Lipids (Cholesterol) + Ascorbic acid + O2 + Glucose										
INTRACELLULAR	Cholesterol + Active Ascorbic Acid + PO4 + NADPH and O2										
ACTH →											
Zona Glomerulosa	Pregnenolone	3-beta-hydr-lase ↑	Progesteron	P450 c21 ↑	11 Desoxy-Corticosteron	P450 11B2 ↑	Cortico-steron	P450 11B2 ↑	18-OH cortico-steron	P450 11B2 ↑	Aldosteron
Action: Salt	↓ P450 c21		↓ P450 c17								
Zona Fasiculata	17-Hydroxy-Pregnenolone	3-beta-hydr-lase ↑	17-Hydroxy Progesteron	P450 c21 ↑	11 Deoxy-Cortisol	P450 c21 ↑	Desoxy-Cortisol	P450 11B1 ↑	Cortisol	P450 11B2 ↕	Cortison
Action: glucose	↓ P450 c17		↓ P450 c17								
Zona Reticularis	DeHydroEpi Androstrene	3-beta-HSD ↑	Andrstene-dion →	Estrogen ↑							
Action: Sex	↓ SULT2A1		→	Testosteron →	17-Beta Estradiol						
	DHES		Dehydro-Testoseron								

Figure 2. The synthesis of all steroid hormones

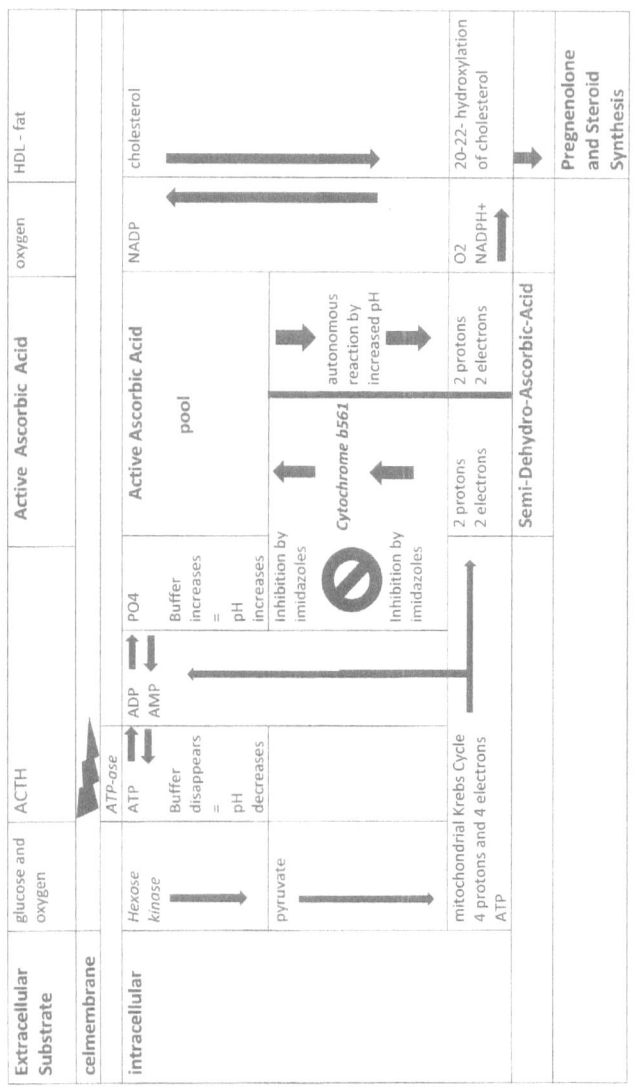

Figure 3. The biochemical mechanism of the adrenal cell. Drugs with imidazole rings will block the regeneration of SDHAA by the inhibition of cytochrome b561. The cortisol synthesis comes to a complete stop when the ascorbic acid pool is voided. The Semi-Dehydro-Acorbic-Acid is excreted in urine.

The role of Ascorbic Acid (AA) in relation to steroidogenesis

Every animal can make active AA from alpha-keto-gulonic acid, but humans, primates, guinea pigs and some other species like bats, miss the specific enzyme (23). Not taking vitamin C, these species get ill or will die. The first step of steroidogenesis is famous for its ascorbic acid consumption (23). There was a high mortality index in guinea pigs, but there was no trace of evidence of toxicity by Etomidate in other animal tests (4). That fact may be combined with the blockade of steroidogenesis by high dose Etomidate in humans having a similar vitamin metabolism (12). Was it possible that Ascorbic Acid played a role in this toxicity? Therefore a randomized double blind clinical study was designed in which two series of patients were compared: one group got ACTH 1-24;'the other group got fresh vitamin C (24).

Former studies showed a blockade of steroidogenesis by the infusion of the hypnotic Etomidate to complete in four hours. To confirm that, serum cortisol levels were determined every hour. Both drugs for this study were administered solved in 100 ml of saline after four hours of etomidate continuous infusion. This resulted in SCL's abruptly returning to normal in the AA group while the levels in ACTH 1-24 group remained pathologically low. Obviously AA had the property to bypass this blockade (see figure 4). The results were later questioned by two experiments reporting administration of AA after Etomidate. Schraag used a low dose of Etomidate in his experiments, so there was probably an incomplete blockade at the site of the side-chain-cleavage (25). Nathan reported that AA was administered in glucose. Because AA is readily oxidized in glucose solutions, the AA probably became inactive even before it reached the patient (26).

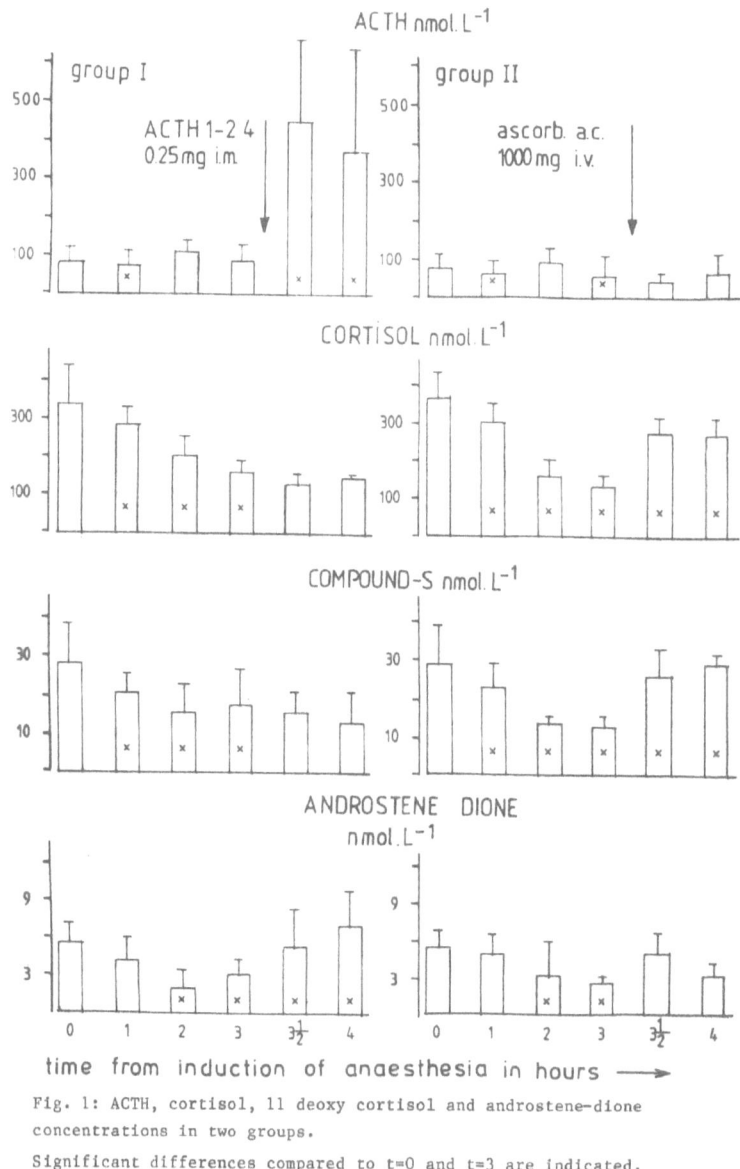

Fig. 1: ACTH, cortisol, 11 deoxy cortisol and androstene-dione concentrations in two groups.

Significant differences compared to t=0 and t=3 are indicated.

Figure 4. Reaction of the cortisol syntheis to ACTH versus AA (PhD Thesis Rotterdam 1985

Our conclusion stood firm: it was possible to cut the adrenal steroid production completely down with Etomidate and Ascorbic Acid could bypass the blockade. Was it possible that the Etomidate qualification for EMA (1972) and FDA (1983) failed to determine this adverse effect? Guinea pigs are no obligatory animals for first degree animal testing, mainly because of their specific feeding pattern, but there are no alternative animal tests to establish this kind of impairment of the steroid metabolism.

The next question raised was whether Ketokonazol and Metapyrone, which were already know for that effect, now joined by Etomidate, were the only imidazoles exerting this adverse effect. Therefore a double blind randomized clinical study was designed in which two H2 blockers were compared: cimetidine, a sister imidazole, versus ranitidine including a furane ring instead. Cimetidine (3-5 mg/kg-1) blocked the CS in the same way as Etomidate (3-6 mg/kg-1). Four hours after the administration of cimetidine the SCL's were at a pathological low level indeed (27). It may safely be assumed that all imidazoles in sufficient dose will be capable blocking steroidogenesis.

Discussion
We now know that Etomidate binds with her chiral carbon to the gamma-aminobutyric acid type A (GABA-a) receptor site, causing hypnosis (figure 1.). The uncovered imidazole-ring of this sleeping agent however can also adhere to other enzymes with iron nuclei, like the CYP p450 (9). The enzymes are abundant and are probably not completely blocked because the steroid synthesis appears to continue almost normally. So it may be possible to measure a decreased enzyme activity (in an ACTH 1-24 test) without actual clinical impairment of patients. Because Etomidate has a different

adherence to various enzyme systems the effect on the compounds of adrenal steroidogenesis may vary indeed. Etomidate can also adhere to the alpha-2 adrenergic receptors (17). That is the reason for its cardiovascular stability, and this effect has no relation with the hypnotic effect. Therefore it is necessary to consider the several aspects of Etomidate toxicity separately.

Low dose Etomidate has a direct effect on CYP450, therefore it blocks the 11-beta-hydroxy-lase (11-BHL) and the 3-beta-hydroxy-steroid-dehydrogenase (3-beta HSD) enzyme systems (10). This causes no measurable clinical effects, probably because the blockade of the abundant cytochrome is incomplete. Etomidate in higher doses may block the steroidogenesis completely with severe clinical consequences. The same effect applies to Ketokonazole and it has been reproduced for cimetidine (27). Therefore it appears that the toxicity is due to the effect of the imidazole structure. Sufficient high serum levels of imidazole including drugs will result in a full stop of the steroid synthesis which may be treated with active Ascorbic Acid. So the administration of certain imidazole including drugs results in:

"a strange case of scurvy".

It is possible that Benzimidazolines, Benzimidazoles and Pyrazoles, don't have this property, but this has never been subject of a study.

The enzyme system CYP b561 has been indicated as the unique shuttle for electron transport in the restoration of SDHAA to AA (28, 29). Because AA can actually bypass the blockade, it seems that imidazoles mainly exert an indirect effect on the steroidogenesis. The moment that CYP b561 is blocked, the AA pool will not be restored and voids its substrate as Dehydroascorbic Acid in the urine. When there is no available AA pool in the adrenals, the cortisol synthesis will come to a full stop and the SC will equal the level of total adrenalectomy (30). When active AA is injected CS takes momentum again, and the serum cortisol levels will be easily restored, despite the complete blockade of CYP b561 (24).

It may be concluded that imidazoles do not seriously affect the human steroidogenesis. The blockade of steroidogenesis in men is the result of an impairment of the regeneration of ascorbic acid. Toxicity studies failed to demonstrate this side effect because it was not tested in Guinea Pigs. These species, like men, are unique in their incapability to make ascorbic acid from alpha-keto-gulonic acid (30).

Not all the imidazole including drugs are yet evaluated for this effect. The blocking effect on steroid synthesis may be expected from other drugs too, like: enoxymone, ondansetron, fenytoïne, clotrimoxazol, losartran, clonidine, novalgin, metamizol, and this list may be still incomplete. Not one of these drugs has been tested, not even with the new H295R cell medium, the most sensitive test based on human adrenal cells (31).

Multiple drugs are used simultaneously in the ICU and it may even be possible that more imidazole drugs are administered at the same time. Nobody yet knows what the effect of administering more than one imidazole containing drug will be. In any case doctors at the ward should be aware that they give more than one imidazole, which may exert synergistic effects. There are at least some clinical indications, but no real studies, that this assumption is true.

These studies concerned the blockade of steroidogenesis by imidazoles, but these drugs may also affect other hydroxylation processes using AA as an electron provider. Hydroxylised cholesterol is the precursor of all steroids, mineralo- and gluco-corticoids as well as sexhormones; prolin becomes hydroxyprolin in connective tissue; hydroxylation of tryptophan forms serotonin; the hydroxylation of fenylalanin and thyrosin are necessary to create melanin, dopamin, adrenalin, noradrenalin and thyroid hormone (32). Not investigated until now is Thromboxan- A-synthetase occurring in platelets loaded with Ascorbic Acid (AA). These processes have a comparable biochemistry using electrons from AA for hydroxylation processes. It may be expected that biochemistry is at stake in other pathways too when high doses of imidazoles are used. Until now there were no reports on this specific subject, there were no investigations to the long-term administration of imidazoles in relation to AA intake and CYP b561 blockade. On the other hand, patients with a normal dietary ascorbic acid intake will hardly suffer from adverse effects of imidazoles, so clinicians may remain completely unaware.

The hypnotic action of Etomidate is mediated by specific GABA-a receptors, but the drug don't need the imidazole ring for its hypnotic action (33). In the eighties of last century it was suggested to replace the imidazole ring in Etomidate by a furane five-ring as in Zantac, but a pyrrol ring with one nitrogen atom might offer a good result as well. Carbo-Etomidate was launched including a carboxylated imidazole and the tests are promising (34).

Using Etomidate for Rapids Sequence Induction (RSI) intubating septic patients in the ICU introduces some highly unpredictable effects. Because the onset of the adverse effect of imidazoles may be retarded it isn't fully measurable during the first hours. In case of high dose of Etomidate it may last four to six hours for 'scurvy' to develop. The adverse effects may last for several days (35). One article posed the appropriate question: *"Buy now, pay later?"* (36).

In 1985 the manufacturer issued a negative advice using high doses of this hypnotic. It is highly probable that low dose may demonstrate the same side effects. Other imidazole including drugs may show the same toxicity and other hormone systems may be affected too. This most interesting phenomenon, a strange case of scurvy, deserves to be the subject of many investigations.

Article references

1. Janssen PAJ, Niemegeers CJE, Marsboom RPH. *Etomidate, a potent non-barbiturate hypnotic.* Arch de Pharmacodyn et de Ther. 1975; 214 (1): 92-132.
2. Doenicke A, Loffler B, Kugler J, Suttman H, Grote B. *Plasma concentrations after various regimens of Etomidate.* Br J Anaesth. 1982; 54: 393-400.
3. Johnson KB, Egan TD, Layman J, et al. *The influence of hemorrhagic shock on Etomidate: a pharmacokinetic and pharmacodynamic analysis.* Anesthesiology 2004; 101: 657-659
4. Janssen PAJ, Niemegeers CJE, Marsboom RPH. *Intravenous Etomidate in mice, rats, guinea pigs, rabbits and dogs.* Arch de Pharmacodyn et de Ther. 1975; 214 (1): 92-132.
5. Boidin MP. *Can Etomidate cause an addisonian crisis ?* Acta Anaesth. Belg. 1986. 37: 165-170
6. Watt I, Ledingham I McA. *Mortality amongst multiple trauma patients admitted to an intensive care therapy unit.* Anaesthesia, 1984. 39: 973-981

7. Wagner RL, White PF, Kan PB, Rosenthal MH, Feldman D. *Inhibition of adrenal steroidogenesis by the anesthetic Etomidate.* The New Eng J of Med. 1984; 310, 22: 1415-1421

8. Haessler R, Madler C, Klasing S, Schwender D, Peter K. *Propofol/fentanyl versus Etomidate/fentanyl for the induction of anesthesia in patients with aortic insufficiency and coronary artery disease.* J Cardiothorac Vasc Anesth. 1992; 6 (2):173-180.

9. Lambert A, Frost J, Mitchell R, Wilson AU, Robertson WR. *On the site of action of the anti-adrenal steroidogenic effect of Etomidate and megestrol actate.* Clin Endocr. 1984; 21: 721-727

10. Pont A, Williams PL, Azhar S, Reitz RE, Bochra E, Smith ER, Stevens DA. *Ketoconazole blocks Testosterone synthsis.* Arch Intern Med. 1892; 142: 2137-2140

11. Boidin MP. *Serum levels of cortisol in man during Etomidate fentanyl-air anaesthesia compared with neurolept anaesthesia.* Acta Anesth Belgica. 1985; 36: 79-87

12. Boidin MP. *Modification of corticosteroid synthesis by Etomidate fentanyl and air anaesthesia.* Acta Anaesth Belgica. 1986. 37: 213-218.

13. Hildreth AN, Mejia VA, Maxwell RA, Smith PW, Dart BW, Barker DE. *Adrenal suppression following a single dose of Etomidate for rapid sequence induction: a prospective randomized study.* J Trauma. 2008; 65(3): 573-579.

14. Lipiner-Friedman D, Sprung CL, Laterre PF, Weiss Y, Goodman SV, Vogeser M, Briegel J, Keh D, Singer M, Moreno R, Bellissant E, Annane D; Corticus Study Group. *Adrenal function in sepsis: the retrospective Corticus cohort study.* Crit Care Med. 2007; 35 (4): 1012-1018

15. Krulstad EB, Kalimullah EA, Tekwani KL, Courtney DM. *Etomidate as an induction agent in septic patients: red flags or false alarms?* Wet J Emerg Med. 2010; 11(2): 162-172

16. Chan CM, Mitchell AL, Shorr AF. *Etomidate is associated with mortality and adrenal insufficiency in sepsis: A meta-analysis.* Crit Care Med. 2012; 40(11): 2945-2953.

17. Cherfan AJ, Arabi YM, Al-Dorzi HM, Kenny LP. *Advantages and disadvantages of Etomidate use for intubation of patients with sepsis.* Pharmacotherapy. 2012 May; 32 (5): 475-82.

18. Albert SG, Ariyan S, Rather A. *The effect of Etomidate on adrenal function in critical illness: a systematic review.* Intensive Care Med. 2011. 37: 901-910

19. Cuthbertson BH, Sprung CL, Annane D, Chevret S, Garfield M, Goodman S, Laterre PF, Vincent JL, Freivogel K, Reinhart K, Singer M, Payen D, Weiss YG. *The effects of Etomidate on adrenal responsiveness and mortality in patients with septic shock.* Intensive Care Med. 2009; 35 (11): 1868-1876

20. Tekwani KL, Watts HF, Sweis RT, Rzechula KH, Kulstad, EB. *A comparison of the effects of Etomidate and Midazolam on hospital length of stay in patients with suspected sepsis: a prospective, randomized study.* Ann of Emerg Med. 2010; 56: 481- 489

21. Jabre P, Combes X, Lapostolle F, Dhaouadi M, Ricard-Hibon A, Vivien B, Bertrand L, Beltramini A, Gamand P, Albizzati S, Perdrizet D, Lebail G, Chollet-Xemard C, Maxime V, Brun-Buisson C, Lefrant JY, Bollaert PE, Megarbane B, Ricard JD, Anguel N, Vicaut E, Adnet F; KETASED Collaborative Study Group. *Etomidate versus ketamine for rapid sequence intubation in acutely ill patients: a multicentre randomised controlled trial.* Lancet. 2009; 374(9686): 293-30

22. Vinclair M, Broux C, Faure P, Brun J, Genty C, Jacquot C, Chabre O, Payen JF. *Duration of adrenal inhibition following a single dose of Etomidate in critically ill patients.* Intensive Care Med. 2008; 34(4): 714-719

23. Linster CL, Schaftingen E van. *Vitamine C. Biosysntehesis, recycling and degradation in mammals.* FEBS J. 2007. 274: 1-22

24. Boidin MP. *Steroid response to ACTH and to ascorbic acid during infusion of Etomidate for general surgery.* Acta Anaesth Belg. 1985; 36: 15-22.

25. Schraag S, Pawlik M, Mohl U, Böhm BO, Georgieff M. *The role of Ascorbic Acid and xylitol in Etomidate induced adrenocortical suppression in humans.* European J of Anaesth. 1996; 13: 346-351

26. Nathan N, Vandroux JC, Feiss P. *Rôle de la vitamine C sur les corticosurrénaliens de Etomidate.* Ann Fr Anesth Réanim 1991; 1: 329-323

27. Boidin MP, Stuurman A, *Inhibition of steroidogenesis by cimetidine in man.* Acta Gastro-Enter Scand. 1988; 23: 41-45

28. Verhelst W, Asard H. *A phylogenetic study of cytochrome b561 proteins.* Genome Biology 2003; 4 (R38): 1-9

29. Tsubaki, M., Takeuchi, F., Nakanishi, N. *Cytochrome b561 protein family: expanding roles and v satile membrane electron transferabilities as predicted by a new classification er system and protein sequence motif analysis.* Biochemica et Biophysica Acta 2005; 1753: 174-190

30. Njus D, Kelley PM, Harnadek GJ, Pacquing YV. *Mechanism of Ascorbic Acid regeneration mediated by Cytochrome b561.* Ann NY Acad Sci. 1987; 493: 108-119

31. Ulleras, E. Secretion of cortisol and aldosterone as a vulnerable target for adrenal endocrine disruption , screening of 30 selected chemicals in the human H295R cell model. Journ. of Applied toxicology 2008, 8

32. Arrigoni O, de Tullio MC. *The role of ascorbic acid in cell metabolism: between gene directed functions and unpredictable chemical reactions.* J plant physiol. 2000; 157; 481-488

33. Cotten JF, Forman SA, Laha JK, Cuny GD, Husain SS, Miller KW, Nguyen HH, Kelly EW, Stewart D, Liu A, Raines DE. *CarboEtomidate: a pyrrole analog of Etomidate designed not to suppress adrenocortical function.* Anesthesiology 2010; 112(3): 637-644

34. Peyo E, Feng Y, Chao W, Cotten JF, Le Ge R, Raines, DE. *Differential effects of Etomidate and its pyrrole analogue carboEtomidate on the adrenocortical and cytokine responses to endotoxemia.* Crit Care Med. 2012; 40: 187-192

35. Marik P. *Etomidate is it safe?* Crit Care Med, 2012; 40 1: 301-302

36. Lauzier F, Turgeon AF. *Etomidate: buy now pay later?* Crit Care Med. 2012; 40(11): 3086-3087

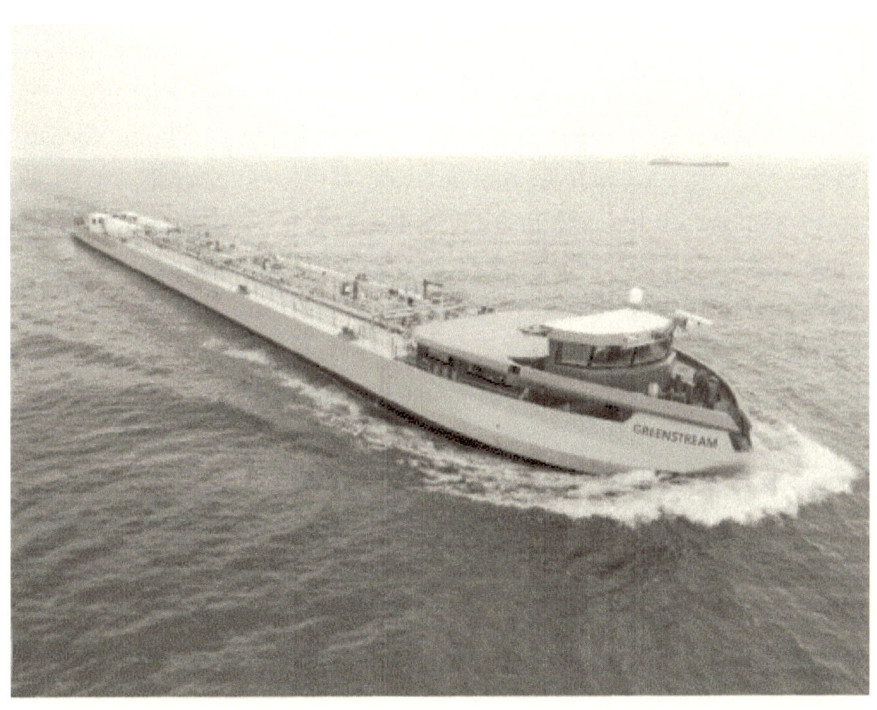

Figuur 57. The Greenstream, winner ship design 2013. Build by Peters
Shipyards in Kampen (NL) for Interstream Barging, Geertruidenberg.
This motorvessel uses LPG at a speed of 11.3 mph with full cargo.

Draft for a letter to the editor

"A STRANGE CASE OF SCURVY"

Etomidate was used clinically in high dose continuous infusions, but in 1985 the manufacturer issued a negative advice for this kind of application. Given in moderate high dose (3-6 mg/kg-1) Etomidate causes a full stop of the steroidogenesis in patients (1). The rootcause of this toxicity proved to be the blockade of the cholesterol hydroxylation on the 20th and 22nd carbon at the site of the side chain cleavage. Physiology books mention that the adrenals are loaded with ascorbic acid, which plays a crucial part in this process. Etomidate exclusively demonstrates its toxicity in men and in guinea pigs, other animals are not affected (2). Most species can make ascorbic acid form alpha-keto-gulonic acid, but men and guinea pigs lack the enzyme. For these two species Vitamin C is an essential food supplement, they will die not getting it (3). An interesting effect was that the application of ascorbic acid (AA) in clinical studies with Etomidate was able to overcome this blockade (4). It was possible to fully block steroidogenesis in four hours with Etomidate. The serum cortisol levels returned to normal immediately when fresh ascorbic acid was given to those patients. This effect could be reproduced in studies using cimetidine (5). Tests with the H295R human cell medium, the most sensitive test for adrenal activity, indicates that imidazoles are the most potent blockers of adrenal cells. It appears that the toxicity depends on the imidazole structure in the molecules (6).

That raised the hypothesis: The blockade of steroidogenesis by imidazole including drugs is not in the side chain cleavage of cholesterol, but it seems to block the regenerating ascorbic acid from (semi-)Dehydro Ascorbic acid at the chromosome b561.

One of the possible explanations is that the chromosome b561, CYP b561 may be blocked by imidazoles. This system has been indicated as the unique shuttle for electron transport in the restoration of SDHAA to AA (7, 8). When CYP b561 is blocked, the AA pool will not be restored and voids its substrate as Dehydroascorbic Acid with the urine. When the AA pool is completely empty, the cortisol synthesis (CS) will come to a full stop and the serum cortisol will equal the level of total adrenalectomy (9). When active AA is injected CS takes momentum again, and the serum cortisol levels will be easily restored, despite the complete blockade of CYP b561.

Considerations

It appears that imidazole structure in molecules may be responsible for this kind of toxicity. The blocking effect on steroid synthesis may be expected from other drugs too, like: enoxymone, ondansetron, fenytoïne, clotrimoxazol, losartran, clonidine, novalgin, metamizol, and this list may be still incomplete. Not one of these drugs has been tested, not even with the H295R cell medium, the most sensitive test of adrenal function based on human adrenal cells.

There are yet no serious investigations to the effect of long-term administration of imidazoles on the steroidogenesis. On the other hand, patients with a normal daily ascorbic acid intake will probably not suffer very much from the adverse effects of imidazoles. It is however possible that multiple drugs are used simultaneously as in the ICU. Nobody knows the effect of more imidazole drugs administered at the same time and there may be synergistic effects indeed.

Hydroxylised cholesterol is the precursor of all steroids, mineralo- and gluco-corticoids as well as sexhormones. The studies in this letter merely concerned the blockade of steroidogenesis by imidazoles, but these drugs may also affect other hydroxylation processes using AA as an electron provider. Prolin becomes hydroxyprolin in connective tissue; hydroxylation of tryptophan forms serotonin; the hydroxylation of fenylalanin and thyrosin are necessary to create melanin, dopamin, adrenalin, noradrenalin and thyroid hormone (10). Thromboxan - A-synthetase in platelets loaded with AA is never investigated for this effect. These processes appear to use comparable biochemical pathways using electrons from AA for hydroxylation processes. It may be that all of these reactions are at stake using imidazoles.

The hypnotic action of Etomidate is mediated by specific GABA-a receptors, but the drug don't need the imidazole ring for its hypnotic action (9). In the eighties of last century it was suggested to replace the imidazole ring in Etomidate by a furane five-ring as in Zantac, but a pyrrol ring with one nitrogen atom might offer a good result as well. Carbo-Etomidate was launched including a carboxylated imidazole and the tests are promising (11, 12).

Using Etomidate for Rapids Sequence Induction (RSI) intubating septic patients in the ICU introduces some highly unpredictable effects. The retarded adverse effect of imidazoles has been noticed. Toxicity may not be fully measurable during the first hours. In case of high dose of Etomidate it lasted four to six hours to develop 'scurvy'. With low dose it may even be longer. A slow onset of the side effects which may last for several days would hide the symptoms (36). One article posed the appropriate question: "Buy now, pay later?" (13).

Obviously the work is not finished yet. It is still necessary to perform many scientific investigations to study this kind of toxicity. Future investigations should be directed to the yet unanswered questions. Scientific research of imidazole toxicity should concern guinea pigs or experimental rats lacking the ability to make AA from alpha-keto-gulonic acid. Using other animals, will produce invalid conclusions.

Breda M.P. Boidin

Literature

01. Boidin MP. *Can Etomidate cause an addisonian crisis ?* Acta Anaesth. Belg. 1986. 37: 165-170

02. Janssen PAJ, Niemegeers CJE, Marsboom RPH. *Intravenous Etomidate in mice, rats, guinea pigs, rabbits and dogs.* Arch de Pharmacodyn et de Ther. 1975; 214 (1): 92-132

03. Arrigoni O, de Tullio MC. *The role of ascorbic acid in cell metabolism: between gene derected functions and unpredictable chemical reactions.* J plant physiol. 2000; 157; 481-488

04. Boidin MP. *Steroid response to ACTH and to ascorbic acid during infusion of Etomidate for general surgery.* Acta Anaesth Belg. 1985; 36: 15-22.

05. Boidin MP, Stuurman A. *Inhibition of steroidogenesis by cimetidine in man.* Acta Gastro-Enter Scand. 1988; 23: 41-45

06. Ulleras, E. Secretion of cortisol and aldosterone as a vulnerable target for adrenal endocrine disruption , screening of 30 selected chemicals in the human H295R cell model. Journ. of Applied toxicology 2008, 8

07. Verhelst W, Asard H. *A phylogenetic study of cytochrome b561 proteins.* Genome Biology 2003; 4 (R38): 1-9

08. Tsubaki, M., Takeuchi, F., Nakanishi, N. *Cytochrome b561 protein family: expanding roles and v satile membrane electron transferabilities as predicted by a new classification er system and protein sequence motif analysis.* Biochemica et Biophysica Acta 2005; 1753: 174-190

09. Njus D, Kelley PM, Harnadek GJ, Pacquing YV. *Mechanism of Ascorbic Acid regeneration mediated by Cytochrome b561.* Ann NY Acad Sci. 1987; 493: 108-119

10. Arrigoni O, de Tullio MC. *The role of ascorbic acid in cell metabolism: between gene directed functions and unpredictable chemical reactions.* J plant physiol. 2000; 157; 481-488

11. Cotten JF, Forman SA, Laha JK, Cuny GD, Husain SS, Miller KW, Nguyen HH, Kelly EW, Stewart D, Liu A, Raines DE. *CarboEtomidate: a pyrrole analog of Etomidate designed not to suppress adrenocortical function.* Anesthesiology 2010; 112(3): 637-644

12. Peyo E, Feng Y, Chao W, Cotten JF, Le Ge R, Raines, DE. *Differential effects of Etomidate and its pyrrole analogue carboEtomidate on the adrenocortical and cytokine responses to endotoxemia.* Crit Care Med. 2012; 40: 187-192

13. Lauzier F, Turgeon AF. *Etomidate: buy now pay later?* Crit Care Med. 2012; 40(11): 3086-3087

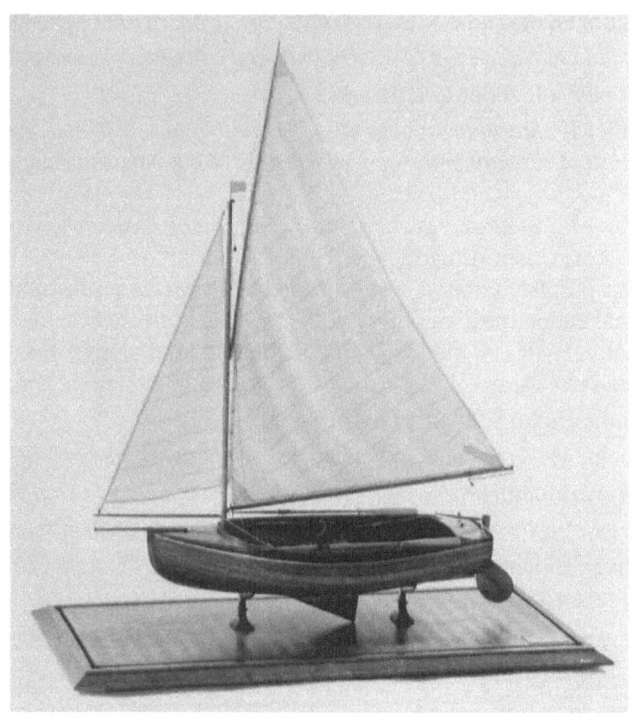

Figuur 58. Scheldejol, olympische klasse in 1921. Mijn eerste bootje, maar ik heb nooit scheurbuik gehad, zo lang was ik nooit weg.

www.ingramcontent.com/pod-product-compliance
Lightning Source LLC
Chambersburg PA
CBHW030400290526
45785CB00004B/1831